Esther Otuyemi
Stephen Yohanna

O efeito da psico-educação na qualidade do sono

Esther Otuyemi
Stephen Yohanna

O efeito da psico-educação na qualidade do sono

entre estudantes de medicina clínica com uso problemático de smartphones em Bhuth

ScienciaScripts

Imprint
Any brand names and product names mentioned in this book are subject to trademark, brand or patent protection and are trademarks or registered trademarks of their respective holders. The use of brand names, product names, common names, trade names, product descriptions etc. even without a particular marking in this work is in no way to be construed to mean that such names may be regarded as unrestricted in respect of trademark and brand protection legislation and could thus be used by anyone.

Cover image: www.ingimage.com

This book is a translation from the original published under ISBN 978-620-7-46088-5.

Publisher:
Sciencia Scripts
is a trademark of
Dodo Books Indian Ocean Ltd. and OmniScriptum S.R.L publishing group

120 High Road, East Finchley, London, N2 9ED, United Kingdom
Str. Armeneasca 28/1, office 1, Chisinau MD-2012, Republic of Moldova, Europe
Printed at: see last page
ISBN: 978-620-7-70839-0

ÍNDICE DE CONTEÚDOS

RECONHECIMENTO

Reconheço e aprecio o enorme e constante esforço do meu supervisor, Prof. Stephen Yohanna, por ter dedicado o seu tempo a supervisionar o meu trabalho para me levar até aqui. Reconheço também as generosas contribuições dos meus formadores, professores e mentores que influenciaram a minha vida com conhecimentos, competências e virtudes. Entre eles contam-se a Dr.ª Eseigbe, o Prof. Musa Dankyau, o Prof. Joy Shuaibu, o Prof. George Chima, o Prof. Sunday Lengman, o Dr. Paul Ushie, o Dr. Agyemah, o Dr. Emmanuel Ibbi, o Dr. Paul Obiegbu, o Dr. Henry Obidimma, o Dr. Ikegulu e todos os outros que contribuíram para a realização deste trabalho. Quero agradecer ao pessoal do Bingham University Teaching Hospital, Jos e do Iyi Enu Mission Hospital, Ogidi, cujos nomes não posso mencionar, mas que contribuíram de uma forma ou de outra.

Agradeço à minha mãe, Lady Blessing Nzotta, que sempre me apoiou, e ao meu falecido pai, Sir Blessing Nzotta, por todo o seu encorajamento no meu percurso académico. Agradeço ao meu maravilhoso marido, Dr. Olukayode Otuyemi, por todo o seu apoio durante a realização deste trabalho. Deus vos abençoe a todos.

LISTA DE ABREVIATURAS

CBT	Cognitive Behavioral therapy
COS	Cell-phone Overuse Scale
EEG	Electroencephalogram
MPPUS	Mobile Phone Problematic Use Scale
NICE	National Institute for Health Care and Excellence
N-REM	Non-rapid eye movement
PSQI	Pittsburg sleep quality index
PSU	Problematic smartphone use
REM	Rapid eye movement
SAPS	Smartphone Addiction Proneness Scale
SAS	Smartphone Addiction Scale
SAS-SV	Smartphone Addiction Scale-Short Version
WHO	World Health Organization

RESUMO

Antecedentes: O uso problemático de smartphones e a má qualidade do sono tornaram-se problemas de saúde pública em todo o mundo devido à rápida globalização e modernização. No passado, as modalidades tentadas para melhorar a qualidade do sono consistiam em conselhos não estruturados dirigidos ao sono, com ou sem farmacoterapia, que tinham produzido resultados abaixo do ideal. Por conseguinte, é necessário explorar a melhor prática baseada na evidência para melhorar a qualidade do sono e avaliar a sua eficácia e viabilidade entre populações de risco que, neste estudo, eram estudantes de medicina, a fim de melhorar a sua qualidade de vida, produtividade e esperança de vida. O objetivo deste estudo foi determinar o efeito da psicoeducação na qualidade do sono entre os estudantes de medicina clínica com utilização problemática de smartphones no Hospital Universitário de Bingham, em Jos, na Nigéria, com vista a sensibilizar os estudantes para um autocuidado adequado.

Metodologia: O estudo foi realizado de novembro de 2020 a janeiro de 2021. Um total de 176 estudantes de medicina clínica com consentimento do Hospital Universitário de Ensino de Bingham, Jos, Nigéria, foram recrutados para participar na primeira fase deste estudo, que foi um estudo descritivo transversal. Dos recrutados, 162 preencheram e devolveram a Escala de Dependência de Smartphones - Versão Curta nas suas várias salas de aula. A segunda fase do estudo, que foi um estudo de coorte prospetivo, foi realizada em 16 participantes do estudo que se verificou terem uma utilização problemática do smartphone e que estavam dispostos a continuar a participar no estudo. Esta fase envolveu a avaliação da qualidade do sono dos participantes utilizando o Índice de Qualidade do Sono de Pittsburgh na linha de base e seis semanas após duas sessões de psicoeducação com duas semanas de intervalo. Um participante não se submeteu à segunda sessão de psicoeducação, restando 15 participantes que concluíram o estudo.

Todas as análises estatísticas foram efectuadas utilizando o SPSS (Statistical Package for Social Sciences) versão 27.0 (SPSS Inc., Chicago, IL, EUA) e os resultados foram obtidos utilizando frequências, percentagens, médias, desvio padrão, análises de correlação de Pearson e um teste t de duas amostras com cauda direita. Um valor de P padrão < 0,05 foi considerado estatisticamente significativo.

Resultados: A prevalência da utilização problemática de smartphones neste estudo foi de 9,9% entre os estudantes de medicina clínica no Hospital Universitário de Ensino de Bingham, Jos, Nigéria. Verificou-se que era mais frequente entre as mulheres e entre os estudantes com idades compreendidas entre os 21 e os 25 anos. A subescala dominante comunicada pelos participantes foi a utilização excessiva de smartphones. Além disso, a utilização problemática de smartphones foi significativamente associada a uma má qualidade do sono.

A prevalência de má qualidade do sono entre os participantes com uso problemático de smartphones foi de 88% com uma pontuação média do PSQI de 7,1 ± 3,0 na linha de base e 80% com uma pontuação média do PSQI de 6,0 ± 2,1 após a psicoeducação. No entanto, não se verificou uma associação com os índices de massa corporal dos participantes.

Após a intervenção, registou-se uma melhoria das pontuações do PSQI, mas não houve uma diferença estatisticamente significativa entre as pontuações do PSQI obtidas na linha de base e as obtidas após a intervenção.

Conclusões: Existe um peso significativo da utilização problemática de smartphones e da má qualidade do sono entre os estudantes de medicina clínica no Hospital Universitário de Ensino de Bingham, Jos, Nigéria. A psicoeducação teve algum impacto positivo na qualidade do sono dos participantes no estudo que tinham uma utilização problemática do smartphone, embora este efeito não tenha sido estatisticamente significativo. Por conseguinte, devem ser realizados mais estudos para estabelecer uma diretriz baseada em provas para abordar a má qualidade do sono e a utilização problemática de smartphones em estudantes de medicina na Nigéria e não só.

CAPÍTULO UM

INTRODUÇÃO

1.1. Antecedentes do estudo.

Um smartphone foi definido pelos lexicógrafos do Oxford Dictionaries como um telemóvel que executa muitas das tarefas de um computador, possuindo normalmente uma interface de ecrã tátil, acesso à Internet e um sistema operativo que pode executar aplicações descarregadas.[1] Os smartphones são membros indispensáveis da vida quotidiana da maioria das pessoas, em particular dos estudantes de todo o mundo, e proporcionam aos utilizadores comunicações baseadas na Internet, negócios, educação, meios de entretenimento e até aplicações clínicas.[2]

A utilização problemática do smartphone (PSU), também conhecida como vício do smartphone, utilização excessiva do smartphone ou dependência do telemóvel, é definida como uma utilização incontrolável do smartphone, apesar dos efeitos adversos que incluem consequências financeiras, psicológicas, físicas e sociais prejudiciais para quem o utiliza.[2] Normalmente, está associada a, pelo menos, um elemento de utilização disfuncional, por exemplo, ansiedade quando o telemóvel não está disponível ou negligência de outras actividades.[3] Pode ser diagnosticada com base em quatro características: hábitos compulsivos, como a verificação frequente de mensagens ou actualizações; perturbações funcionais que interferem com outras actividades e relações sociais face a face; tolerância com episódios de utilização mais longos e intensos; e abstinência, que é um sentimento de agitação ou angústia que surge quando se está sem o telemóvel.[2] A utilização excessiva de smartphones pode resultar em problemas comportamentais desadaptativos, que se verificam nas perturbações do controlo dos impulsos em geral ou no jogo patológico; pode interferir com as actividades escolares ou profissionais, reduzir a interação social na vida real, aumentar o risco de perturbações relacionadas com o consumo de substâncias, reduzir a capacidade académica, provocar problemas de relacionamento e resultar em problemas de saúde física, que incluem visão turva e dores nos pulsos ou na nuca.[3] As dependências tecnológicas baseadas na Internet podem, a seu tempo, resultar em dificuldades sociais e psicológicas individuais, juntamente com sintomas somáticos.[2]

O PSU foi medido pelos investigadores utilizando uma variedade de escalas, como a Smartphone Addiction Scale (SAS), a Smartphone Addiction Proneness Scale (SAPS), a Cell Phone Over-use Scale (COS) ou a Mobile Phone Problematic Use Scale (MPPUS).[4] Um inquérito a mais de 3400 estudantes universitários nos Estados Unidos da América revelou que um em cada cinco inquiridos relatou uma utilização problemática de smartphones, sendo os estudantes do sexo feminino os mais afectados.[5] Verificou-se também que a utilização problemática de smartphones estava associada a médias mais baixas, a dificuldades de saúde mental e a um maior número de parceiros sexuais.[5] Numa análise sistemática que envolveu 41 817 crianças e jovens, concluiu-se que a prevalência média da utilização problemática de smartphones entre crianças e jovens era de 23.3% (14,0 %- 31,2%).[6] Num estudo de Akpunne et al, realizado entre 854 estudantes universitários seleccionados propositadamente de quatro universidades do Estado de Osun, na Nigéria, a prevalência de PSU foi de 47,4%.[7]

No adulto normal, há duas fases principais do sono que se revezam a cada 90 minutos. O sono de movimento rápido dos olhos (REM) refere-se a um período em que o cérebro está ativo e o corpo está paralisado (excluindo os músculos dos olhos, os ossículos do ouvido médio e os músculos respiratórios).[8] No sono sem movimentos rápidos dos olhos (não-REM ou NREM), o cérebro é mais passivo mas o corpo pode mover-se.[9] O sono não-REM é composto por quatro fases que são descritas através das características do eletroencefalograma (EEG).[8] Quando os indivíduos normais adormecem pela primeira vez, entram na Fase 1 do sono (sonolência) e depois avançam pelas Fases 2, 3 e 4 do sono NREM.[8] As fases 3 e 4 (sono profundo) são frequentemente designadas por sono de ondas lentas ou sono delta, uma vez que se caracterizam por uma amplitude elevada e ondas lentas (também designadas por ondas delta) no eletroencefalograma.[8] A qualidade do sono foi descrita por Kline como a sensação de satisfação com a experiência do sono e envolve a incorporação de aspectos do início do sono, da manutenção do sono, da quantidade de sono e do descanso ao acordar.[9] A qualidade do sono pode ser medida subjetivamente utilizando o Diário de Sono de Consenso e o Índice de Qualidade do Sono de Pittsburgh e objetivamente utilizando a polissonografia e a actigrafia.[10] Num estudo realizado por Yaqoot et al. na Austrália com o objetivo de explorar as diferenças entre os sexos na qualidade do sono de 3778 jovens adultos com 20,6 ± 0,86 anos de idade, verificou-se que mais mulheres (65,1%) apresentavam uma má qualidade do sono do que os homens (49,8%).[11] Mohammadbeigi et al referiram no seu estudo destinado a determinar o impacto da utilização excessiva de telemóveis e redes sociais na qualidade do sono de estudantes de medicina no Irão que, entre os 380 participantes, a prevalência de má qualidade do sono era de 61,7%, sendo a pontuação média da qualidade do sono de 5,38 ± 2,31.[12] Num estudo realizado por Seun-Fadipe et al com o objetivo de avaliar a qualidade do sono em 317 estudantes universitários da Universidade Obafemi Awolowo, Ile-Ife, Nigéria, e a sua associação com o desempenho académico e a perceção de stress, cerca de um em cada dois estudantes (49,5%) tinha uma má qualidade do sono, sendo que os que frequentavam pelo menos seis cursos, como os estudantes de medicina, tinham uma pontuação média no PSQI de 6,12 (DP 3,18).[13]

A disponibilidade de smartphones e a possibilidade de os utilizar ao fim da tarde e durante a hora de deitar podem alterar significativamente os padrões de sono dos estudantes.[14] A utilização prolongada de um smartphone pode interferir e perturbar o sono, conduzindo a uma tendência para um sono inadequado e a uma redução da qualidade do sono.[15] As luzes do telemóvel ou da televisão perturbam o ritmo circadiano natural do corpo, causando uma perturbação do relógio interno.[15] Um estudo transversal que envolveu 189 estudantes de medicina dentária na Arábia Saudita, realizado por Venkatesh et al, mostrou que a dependência de smartphones foi observada em 136 (71,9%) dos estudantes e que níveis elevados de stress, baixa atividade física e um índice de massa corporal aumentado estavam associados à dependência de smartphones.[14] Na revisão sistemática que envolveu 41 817 crianças e jovens, concluiu-se que a PSU estava associada a um aumento das probabilidades de depressão; aumento da ansiedade; maior perceção de stress; e pior qualidade do sono.[6] No estudo de Akpunne et al, realizado com 854 estudantes universitários no Estado de Osun, na Nigéria, verificou-se que a PSU previa de forma independente e profunda a gravidade da depressão e do sofrimento psicológico.[7]

O conhecimento dos comportamentos que facilitam o sono parece ser limitado entre os estudantes, o que sugere a necessidade de um trabalho contínuo de promoção da saúde entre esta população.[16] Existem três opções para o tratamento dos distúrbios do sono: farmacoterapia, psicofarmacoterapia e psicoterapia, que inclui a psicoeducação.[10] A atual diretriz do Instituto Nacional de Excelência em Saúde e Cuidados do Reino Unido (NICE) recomenda a terapia cognitivo-comportamental para os distúrbios do sono.[16] Numa revisão sistemática das intervenções psicológicas para melhorar o sono em estudantes universitários, efectuada por Friedrich et al. na Alemanha, foram analisados 27 estudos que aplicaram quatro tecnologias de intervenção: (1) Higiene do sono (2) Terapia cognitivo-comportamental (TCC) (3) Relaxamento, atenção plena e hipnoterapia (4) outras intervenções psicoterapêuticas.[17]

A psicoeducação é uma técnica terapêutica baseada em evidências, popularizada em 1980 por C.M. Anderson, que permite aos pacientes/clientes lidar com um problema psicológico e melhorar a adesão e a eficácia do tratamento.[18] De acordo com Vreeland, tem os seguintes objectivos nos Estados Unidos: aumentar os conhecimentos sobre a doença, o prognóstico e o tratamento, capacitar os clientes e os familiares para fazerem a escolha certa, melhorar a adesão ao tratamento e reduzir as recaídas.[19] Pode ser ministrada por terapeutas, psiquiatras, líderes de grupos de apoio e especialistas.[18] Os tipos de psico-educação incluem: psico-educação individual, psico-educação em grupo de apoio a doenças específicas e psico-educação familiar.[18] Pode ser administrada através de encontros presenciais nos hospitais ou nas salas de aula, por telefone, em linha ou em formato eletrónico, utilizando materiais audiovisuais.[18] A psicoeducação centrada no sono tem por objetivo ajudar os participantes a compreender o processo do sono, o impacto do sono deficiente, a higiene do sono, incluindo a utilização adequada de smartphones, e a superar as respostas mal-adaptativas aos problemas do sono.[17] O número de sessões varia, por exemplo, na revisão sistemática das intervenções psicológicas para melhorar o sono dos estudantes universitários efectuada por Friedrich et al. na Alemanha, o número de sessões nos 27 estudos variou entre 2 e 8 sessões, cada uma com uma duração de 20 a 90 minutos, com um intervalo mínimo de uma semana entre cada sessão.[17] O sucesso das intervenções foi avaliado através da comparação das pontuações da atividade do sono antes e depois das intervenções, que duraram entre 4 e 18 semanas.[17] Num outro estudo realizado por Gregor et al. no Reino Unido, que envolveu 32 estudantes, foi referido que uma conversa psico-educativa sobre a melhoria da qualidade do sono permitiu à maioria dos estudantes melhorar a sua qualidade de sono após seis semanas.[16]

1.2 Enunciado do problema de investigação e análise do problema:

Os smartphones estão a tornar-se cada vez mais indispensáveis na vida dos estudantes, em particular dos estudantes de medicina, que serão o foco deste estudo, uma vez que se verificou que são úteis por várias razões. Por exemplo, num estudo transversal entre estudantes universitários de medicina na China, realizado por Chen et al, os estudantes do sexo masculino estavam mais inclinados a jogar jogos, ver vídeos no telemóvel e ouvir música, ao passo que as estudantes do sexo feminino eram mais propensas a utilizar as funções de comunicação do telemóvel e os serviços de redes sociais.[20] Num estudo realizado por Shehu et al entre estudantes de medicina clínica do Hospital Universitário de Bingham, em Jos, na Nigéria, foi referido que a maioria dos estudantes passava mais de 3 horas por dia no telemóvel e que as aplicações mais utilizadas pelos estudantes eram a loja Google Play, documentos do Word e aplicações de blogues.[21]

A utilização problemática do smartphone tornou-se um problema de saúde pública em todo o mundo. No estudo transversal que envolveu 380 estudantes de medicina no Irão, realizado por Mohammadbeigi et al, a prevalência de PSU foi de 10,7%.[12] Verificou-se que a utilização excessiva de smartphones está relacionada com vários problemas psicológicos e comportamentais, como a depressão, a ansiedade e as perturbações do sono.[20]

A alteração dos dois processos que participam na regulação do sono: o sistema intrínseco de temporização circadiana e o sistema homeostático de sono-vigília nos adolescentes mais velhos e nos jovens adultos conduziu a um atraso biológico no momento do início do sono nesta população, o que pode levar a que permaneçam acordados até mais tarde e, consequentemente, a uma relativa privação de sono.[8] Além disso, os estudantes de medicina estão sujeitos a um trabalho académico e clínico rigoroso, pelo que se espera que renunciem, em certa medida, ao sono para poderem cumprir as suas obrigações. Quando esta situação é complicada pelo uso problemático do smartphone, acabam por ter consequências terríveis. Esta investigação foi conceptualizada e realizada devido a uma necessidade crescente de abordar a má qualidade do sono nesta população, utilizando as melhores práticas baseadas em provas, viáveis no contexto dos cuidados primários, especialmente em países de baixo e médio rendimento.

1.3 Questão de investigação.

Qual é o efeito da psicoeducação na qualidade do sono entre estudantes de medicina clínica com utilização problemática de smartphones no Hospital Universitário de Bingham, Jos, Nigéria?

1.4 Hipótese do estudo.

1.4.1 Hipótese nula.

A psico-educação não melhora a qualidade do sono dos estudantes de medicina clínica do Hospital Universitário de Ensino de Bingham, Jos, Nigéria, que têm uma utilização problemática do smartphone.

1.4.2 Hipótese alternativa.

A psico-educação melhora a qualidade do sono dos estudantes de medicina clínica do Hospital Universitário de Ensino de Bingham, Jos, Nigéria, que têm uma utilização problemática do smartphone.

1.5 Finalidade e objectivos

1.5.1 Objetivo do estudo.

Determinar o efeito da psicoeducação na qualidade do sono entre os estudantes de medicina clínica com utilização problemática de telemóveis inteligentes no Hospital Universitário de Bingham, Jos, Nigéria, com vista a sensibilizar os estudantes para um autocuidado adequado.

1.5.2 Objectivos do estudo.

1. Determinar a prevalência e o padrão de utilização problemática de telemóveis inteligentes entre estudantes de medicina clínica do Hospital Universitário de Ensino de Bingham, Jos, Nigéria, utilizando a Escala de Dependência de Smartphones - Versão Curta (SAS).

2. Avaliar a qualidade do sono de base e os índices de massa corporal dos estudantes de medicina clínica com utilização problemática de smartphones no Hospital Universitário de Bingham, Jos, Nigéria, utilizando o Índice de Qualidade do Sono de Pittsburgh (PSQI).

3. Determinar a associação entre a utilização problemática de telemóveis inteligentes e a qualidade do sono entre estudantes de medicina clínica do Hospital Universitário de Bingham, Jos, Nigéria.

4. Determinar a qualidade do sono dos estudantes de medicina clínica com utilização problemática de smartphones no Hospital Universitário de Bingham, Jos, Nigéria, utilizando o PSQI seis semanas após a psicoeducação e compará-la com a obtida na linha de base.

5. Correlacionar as pontuações do PSQI e os Índices de Massa Corporal dos estudantes de medicina clínica com a utilização problemática de smartphones no Hospital Universitário de Bingham, Jos, Nigéria, na linha de base e seis semanas após a psicoeducação.

1.6 Justificação do estudo.

Psicólogos e sociólogos identificaram o uso viciante do smartphone como um problema comportamental que afecta a qualidade do sono.[18] Os estudos relataram problemas de sono altamente prevalentes, consciência limitada do sono e distúrbios do sono como uma questão de saúde pública insuficientemente reconhecida, particularmente entre os estudantes de medicina.[22] Portanto, são necessários esforços para melhorar o reconhecimento da má qualidade do sono e do uso problemático de smartphones em estudantes de medicina. Além disso, as modalidades tentadas para melhorar a qualidade do sono neste contexto consistem em conselhos não estruturados dirigidos ao sono, com ou sem farmacoterapia, que produziram resultados abaixo do ideal. Por conseguinte, é necessário explorar a melhor prática baseada na evidência para melhorar a qualidade do sono e avaliar a sua eficácia e viabilidade nesta população, a fim de melhorar a sua qualidade de vida, produtividade e esperança de vida. Além disso, as competências dos Médicos de Família em matéria de educação para a saúde, cuidados clínicos, investigação e advocacia, equipam-nos para oferecer eficazmente psicoeducação como parte de um cuidado holístico, direcionado e contextualizado a estes indivíduos.

CAPÍTULO DOIS

REVISÃO DA LITERATURA

2.1. UTILIZAÇÃO PROBLEMÁTICA DO SMARTPHONE.

2.1.1. Definição de utilização problemática de smartphones.

Um smartphone é um computador de bolso portátil que permite aos utilizadores ligarem-se aos amigos em qualquer lugar e a qualquer momento, manterem-se coordenados, lidar com emergências, aceder prontamente a informações e garantir uma deslocação sem stress através de aplicações de navegação.[23] Tornou-se amplamente aceite, possivelmente devido ao facto de ser leve, elegante, versátil, portátil, feito por encomenda e conveniente, e de ter uma funcionalidade e um manuseamento mais reconhecidos do que outros dispositivos.[24] Embora os telemóveis sejam também dispositivos pessoais móveis que indicam o estatuto social e a identidade, não oferecem acesso contínuo à Internet com todos os conteúdos convidativos e problemáticos da Internet que podem ser obtidos nos smartphones.[25]

O número de utilizadores globais de smartphones ascendeu a 3,5 mil milhões, aumentando 40% entre 2016 e 2020, de acordo com o recente relatório sobre estatísticas de utilizadores de telemóveis.[26] Por conseguinte, um smartphone é agora um componente quase indispensável na vida quotidiana das pessoas.[27] Um inquérito realizado no Reino Unido revelou que cerca de metade dos participantes passava mais tempo em linha e nas redes sociais do que pretendia inicialmente por dia.[28] O relatório sobre o mercado da comunicação indicou que os adultos do Reino Unido estão em linha cerca de um dia por semana, 40% dos quais estão em linha mais de dez vezes por dia e 10% estão em linha mais de 50 vezes por dia. [29]

A utilização do smartphone pode colocar algumas dificuldades a algumas pessoas devido à disponibilidade de ligação contínua à Internet, à dependência das aplicações, às características da tecnologia, que incluem a facilidade de acesso, a possibilidade de escapar à vida quotidiana, a capacidade de não ser identificado em linha e a frequência de alertas e mensagens, combinadas com factores psicológicos pessoais.[28] Embora tenham sido desenvolvidas diferentes intervenções não técnicas, como as desintoxicações digitais, e intervenções digitais, como algumas aplicações, para limitar a sua utilização e ajudar as pessoas a assumir o controlo da utilização dos seus smartphones, nenhuma delas produziu resultados significativos. [28]

A utilização problemática do smartphone é um subconjunto único de comportamentos de dependência.[27] Billieux e colegas definiram-na como uma incapacidade de controlar a utilização do smartphone, o que acaba por conduzir a resultados negativos na vida quotidiana.[30] Concluiu-se que o termo "utilização problemática do smartphone" é mais preciso para descrever esta perturbação comportamental, uma vez que outros termos, como "dependência do smartphone", podem não ser apropriados devido a uma série de razões que incluem a ausência de consequências físicas graves, como se verifica nas verdadeiras dependências, uma vez que os utilizadores de smartphones têm, no máximo, dores no pulso e no pescoço; o facto de os smartphones influenciarem a vida social, profissional e pessoal do utilizador, em vez de se tornarem a atividade mais relevante do toxicodependente, como acontece nas verdadeiras dependências; a indisponibilidade de estudos de painel que sugiram a estabilidade da dependência, bem como as recaídas, que são aspectos fundamentais da dependência; e o facto de a utilização problemática de smartphones poder ser mais bem descrita por outras condições, como um estilo de vinculação inseguro, um comportamento de tranquilização e outras condições, ao passo que uma verdadeira dependência não é mais bem descrita por outra condição.[25] Do mesmo modo, Veissière et al argumentaram que a "dependência do smartphone" não é uma verdadeira dependência, mas apenas um desejo humano de se ligar a outros seres humanos. [31]

Os Correios do Reino Unido introduziram termos como "nomofobia", uma abreviatura de "no-mobile-phone-phobia" (fobia de não ter telemóvel), que se refere a manter o dispositivo ao alcance da mão enquanto se dorme e a não o desligar, e o termo "ringxiety" (ansiedade de toque), que se refere a verificar frequentemente o ecrã do telemóvel para evitar perder mensagens, chamadas telefónicas ou notificações.[32] Ritu et al também descreveram terminologias como "textaphrenia", "textiety", "post-traumatic text disorder" e binge texting como perturbações recentemente desenvolvidas relacionadas com a utilização problemática do smartphone.[33] O relatório sobre o mercado da comunicação refere que 4 em cada 10 adultos do Reino Unido afirmam que passam demasiado tempo em linha, 60% consideram-se obcecados pela Internet e cerca de um terço tem dificuldade em desligar-se.[29] À medida que a tecnologia continua a evoluir, o conceito de utilização problemática do smartphone continuará a emergir e saber-se-á mais sobre ele.

2.1.2. Epidemiologia da utilização problemática de smartphones.

A prevalência estimada da utilização problemática do smartphone é de até 38%, dependendo do contexto, da definição e das escalas utilizadas para quantificar o comportamento de uma pessoa.[34] Os estudos avaliaram a utilização subjectiva do smartphone pelos indivíduos e comunicaram uma prevalência de utilização problemática do smartphone que varia entre 8,7% na Coreia e 32% na Índia.[35] Wang et al referiram, no seu estudo realizado na China, que os jovens eram mais propensos a vícios psicológicos relacionados com a alta tecnologia, entre os quais se inclui a utilização problemática do smartphone.[36] Diferentes estudos registaram uma prevalência de utilização problemática de smartphones que varia entre 2,4% e 21,3% entre os jovens.[37,38] A prevalência da utilização problemática do smartphone entre os estudantes chineses foi estimada por

Long et al em 21,3%.[34] Lee et al, no seu estudo com adolescentes coreanos, referiram que ser do sexo feminino, concentrar-se demasiado no dispositivo e ter dificuldades na vida real predispõem à utilização problemática do smartphone, ao passo que a utilização do dispositivo para aprender é um fator de proteção.[39] Wang et al, no seu estudo para determinar o papel do stress e da motivação na utilização problemática do smartphone entre estudantes universitários na China, referiram que o stress subjetivo estava positivamente associado à utilização problemática do smartphone.[40]

Ayandele et al, no seu estudo transversal destinado a determinar a prevalência e a relação entre a utilização viciante de smartphones, a depressão e a ansiedade entre 398 estudantes universitárias de duas grandes instituições superiores do sudoeste da Nigéria, a maioria das quais (57,7%) com idades compreendidas entre os 21 e os 25 anos, referiram que 1,01% das inquiridas estavam provavelmente numa situação de utilização viciante de smartphones e 17,34% estavam em risco de o fazer, com um nível de ansiedade significativamente mais elevado do que os utilizadores normais de smartphones.[41] Além disso, Balogun et al, num estudo que envolveu 575 jovens do pré-universitário em Ibadan, na Nigéria, com uma idade média de 17,4 ± 2,0 anos, dos quais 304 (54,0%) eram do sexo feminino, referiram que 46,7% dos participantes tinham uma utilização problemática moderada a grave de smartphones, sendo os preditores identificados neste estudo o sexo masculino, a elevada extroversão e a baixa conscienciosidade.[42] No entanto, Atiri et al, no seu estudo destinado a compreender a relação entre a autorregulação e a dependência de smartphones entre os estudantes universitários da Universidade de Lagos, na Nigéria, referiram que não existia uma diferença estatisticamente significativa entre estudantes do sexo feminino e masculino no que diz respeito à dependência de smartphones.[43] É necessária mais investigação para analisar a distribuição e os determinantes da utilização problemática de smartphones na Nigéria, a fim de realçar o seu verdadeiro peso.

2.1.3. Fisiopatologia da utilização problemática do smartphone.

Foi demonstrado em estudos que os factores socioambientais e culturais influenciam o início e o curso da utilização problemática do smartphone numa área geográfica.[44] Além disso, as aplicações populares, como a aplicação Facebook, são concebidas de forma a aumentar o tempo que as pessoas passam nelas.[45] Uma das formas de o conseguir é através da utilização de aplicações que recorrem a "recompensas variáveis intermitentes", que funcionam através da utilização de notificações, mensagens, "gostos" nas redes sociais e "matches" em aplicações de encontros, ajudando assim os criadores a associar a ação de um utilizador à receção de uma recompensa variável, o que incentiva ainda mais a dependência.[28] O medo de não estar contactável (nomofobia), o "medo de perder algo importante", a sensibilidade à aprovação social e a reciprocidade, que se refere ao facto de se sentir compelido a marcar outras pessoas, a partilhar realizações e a responder imediatamente a mensagens quando as notificações de entrega mostram que os destinatários as leram, dificultam que as pessoas desliguem o seu dispositivo, parem as notificações ou cancelem a subscrição.[46] As pessoas com um fraco autocontrolo e/ou um controlo emocional desadaptativo são vulneráveis a decisões impulsivas, o que as leva a utilizar o smartphone numa situação inadequada (como conduzir), uma vez que gostam de correr riscos e têm dificuldade em inibir as suas emoções.[28] As pessoas com um baixo nível de autoestima e um elevado nível de neuroticismo são mais propensas a ter uma necessidade constante de serem tranquilizadas por outras pessoas através do seu smartphone, enquanto os extrovertidos têm um maior desejo de comunicar com os outros e são propensos a utilizar excessivamente os seus smartphones para iniciar e manter relações.[28] Além disso, algumas pessoas com outro espetro de dependências, como perturbações do jogo e perturbações do jogo, associam-se facilmente à utilização problemática do smartphone devido à necessidade de utilizar excessivamente os seus smartphones para estas perturbações.[47]

Van der Linden formulou a hipótese de que a motivação de uma pessoa para se libertar de problemas como o stress no trabalho, o sentimento de solidão, o sentimento de vazio, o tédio, a baixa autoestima ou os problemas de identidade, pode dar início a um ciclo de suscetibilidade à dependência para "anestesiar" as emoções negativas. O alívio temporário desta emoção negativa desaparece e a pessoa é novamente confrontada com a realidade, o que contribui para a continuação e o reforço do ciclo.[44]

O quadro teórico mais amplamente aceite que explica a fisiopatologia da utilização problemática do smartphone é o modelo de Interação Pessoa-Afeto-Cognição-Execução (I-PACE).[48] Este modelo propõe duas categorias de variáveis que afectam a utilização problemática do smartphone.[27] A primeira categoria é composta por variáveis pessoais de fundo, como a personalidade, a psicopatologia e as influências baseadas em motivos de utilização da Internet, enquanto a segunda categoria envolve variáveis de resposta afectiva e cognitiva que consistem em estratégias de confronto, enviesamento da atenção, desregulação do humor e respostas a factores de stress ambiental.[49] Em suma, este modelo considera que as características biopsicológicas e sociais da pessoa (por exemplo, genética, personalidade, psicopatologias e motivos de utilização), o afeto e a cognição (por exemplo, atenção, regulação do humor e capacidades de resposta) e as funções executivas (por exemplo, controlo inibitório e memória de trabalho) são importantes para determinar o início, o padrão e a evolução da utilização problemática do smartphone em qualquer indivíduo.[48]

Sakpere et al, no seu estudo sobre as diferenças de idade na utilização problemática de telemóveis entre os africanos, referiram que a orientação cibernética era a componente mais significativa da utilização problemática de smartphones para os jovens adultos com menos de 21 anos, enquanto a retração e a antecipação positiva eram a subescala mais forte para os adultos com mais de 40 anos.[50] Akpunne et al, no seu estudo realizado no Estado de Osun, na Nigéria, referiram que a maior percentagem de participantes (19,8%) tinha o retraimento como domínio/subescala dominante, enquanto a menor percentagem de participantes (8,9%) tinha tolerância à utilização do smartphone.[7] medida que a funcionalidade dos smartphones continua a espalhar-se, a utilização problemática de smartphones torna-se cada vez mais reforçada, especialmente em jovens adultos, incluindo estudantes universitários, possivelmente devido a factores como a falta de capacidade de autorregulação e o controlo imaturo dos impulsos.[51] Compreender corretamente a origem, a natureza, o curso e os concomitantes da utilização problemática do smartphone num indivíduo é útil para abordar estas vias, a fim de facilitar a recuperação.

2.1.4. Utilização problemática de smartphones em estudantes de medicina clínica.

Os jovens estudantes de licenciatura, incluindo os estudantes de medicina, têm e utilizam cada vez mais smartphones.[42] A utilização de smartphones é predominante entre os estudantes de medicina e prevê-se que continue a aumentar no futuro devido à utilização crescente da aprendizagem em linha nos currículos de licenciatura de algumas escolas de medicina e à utilização de aplicações médicas no ensino e na avaliação dos estudantes de medicina.[52] Num estudo realizado por Buchholz et al. nos Estados Unidos da América para avaliar a perceção da utilização de smartphones entre estudantes de medicina e médicos em exercício, 93,9% dos 347 participantes tinham smartphones, tendo 96,6% deles referido que o acesso rápido à informação era o maior benefício da tecnologia médica móvel, enquanto 75,5% valorizavam o acesso simplificado à informação.[53]

Os estudantes de medicina sofrem um stress académico, social e financeiro significativo durante o seu período de formação e as emoções negativas são exageradas, o que tem uma influência negativa na sua capacidade de lidar com a situação.[54] Esta capacidade reduzida de lidar com a situação pode levar a um traço neurótico numa proporção significativa de estudantes de medicina com um nível significativo de vulnerabilidade à utilização problemática do smartphone, o que pode resultar em sofrimento psicológico.[55]

Hanafi et al referem que os estudantes de medicina são grandes utilizadores de smartphones.[54] Alguns outros estudos referiram uma elevada prevalência de utilização problemática de smartphones entre os estudantes de medicina.[55] Por exemplo, Ching et al indicaram que a prevalência da utilização problemática de smartphones numa escola de medicina da Malásia era de 46,9% dos 228 estudantes recrutados, dos quais 99 eram do sexo masculino e 129 do sexo feminino.[56] Do mesmo modo, Sethhuraman et al registaram uma prevalência de 85,4% entre 192 estudantes de medicina indianos, com uma prevalência de 85,7% entre os 63 homens e 85,3% entre as 129 mulheres recrutados para o estudo.[57] Por outro lado, outros estudos registaram uma baixa prevalência de utilização problemática de smartphones entre os estudantes de medicina.[55] Por exemplo, Chen et al referiram que a prevalência da utilização problemática de smartphones em 1441 estudantes universitários de medicina chineses era de 29,8%, com uma prevalência de 30,3% entre os 696 homens e 29,3% entre as 745 mulheres que foram recrutados para o estudo.[58] Na mesma linha, Alhazmi et al referiram que a prevalência era de 36,5% entre os estudantes de medicina da Arábia Saudita.[59]

Siddiqi et al, no seu estudo destinado a explorar a utilização excessiva de telemóveis entre os estudantes de medicina em Omã, referiram que, dos 129 estudantes que responderam, todos utilizavam um dispositivo móvel, 50% dos quais navegavam na Internet via WiFi no seu telemóvel durante mais de 4 horas por dia, enquanto a maioria (83%) dos estudantes utilizava auscultadores. Também referiram que, enquanto dormiam, 70% não desligavam o telemóvel, 33% mantinham-no debaixo da almofada e 60%

numa mesa de apoio, ao passo que, durante as aulas, 85% mantinham o telemóvel ligado, 65% enviavam mensagens, 20% até jogavam jogos e 7% recebiam ou faziam chamadas.[60]

De um modo geral, os estudos sobre a utilização problemática de smartphones entre os jovens da África Subsariana são escassos, apesar do aumento da posse e utilização de telemóveis entre eles.[42] Esta escassez de estudos agrava-se na Nigéria, em particular no que respeita aos estudantes de medicina.

2.1.5. Complicações da utilização problemática do smartphone.

Verificou-se que a navegação na Internet era a atividade mais utilizada pelos telemóveis inteligentes, o que pode ser benéfico como ferramenta de socialização e, ao mesmo tempo, prejudicial para os utilizadores.[42] Alguns dos problemas especificados decorrentes da utilização problemática dos telemóveis inteligentes são: (a) efeitos psicológicos, tais como memória, concentração e tomada de decisões deficientes, ansiedade, procrastinação e perturbações do sono; (b) efeitos sociais, tais como impacto negativo nas relações e perda do sentido de comunidade; (c) efeitos físicos, tais como danos causados por acidentes, lesões por esforço repetitivo (LER) e postura.[61]

Olatunde et al, no seu estudo destinado a determinar a prevalência, os factores de previsão e os comportamentos sexuais de risco associados entre os jovens do ensino pós-secundário em Ibadan, na Nigéria, concluíram que o sexting estava associado à utilização problemática do smartphone e era predominante na população estudada.[62] Na mesma linha, Olumide et al, no seu estudo que visava determinar a prevalência e os factores correlacionados com a prática de ciberbullying entre os adolescentes das escolas do Estado de Oyo, na Nigéria, referiram que cerca de um quarto dos estudantes eram culpados de ciberbullying.[63]

Embora sejam escassas as provas de que a utilização problemática do smartphone constitui uma verdadeira dependência com efeitos de tolerância e de abstinência,[30] a utilização problemática do smartphone imita de perto a dependência do consumo de substâncias e é uma forma de dependência comportamental.[42] Os indivíduos com dependências comportamentais envolvem-se no comportamento viciado durante mais tempo do que o pretendido, desejam reduzir a utilização, negligenciam actividades importantes, continuam a utilizar apesar das consequências físicas, psicológicas e sociais.[64] A utilização problemática do smartphone tem sido associada a dificuldades comportamentais,[65] distúrbios alimentares e consumo de drogas entre os jovens.[66]

A utilização problemática dos smartphones pode também afetar negativamente as relações interpessoais e a saúde física.[34] Cerca de 33%

dos participantes num inquérito realizado no Reino Unido e referido no relatório sobre o mercado das comunicações admitiram ter perdido tempo com amigos e familiares, 20% admitiram ter chegado atrasados a uma reunião e 25% dos participantes admitiram ter esbarrado em alguém pelo menos uma vez por semana devido à utilização excessiva de smartphones.[29] Quando falavam cara a cara, 50% dos participantes referiram que os dispositivos ligados interrompiam as conversas e 20% sentiram-se ignorados por um amigo ou familiar diariamente, porque essa pessoa estava a utilizar o telemóvel.[29] Além disso, um relatório do Institute for Advanced Motorists do Reino Unido, de 2012, alertou para o facto de a distração causada pelos telemóveis ter contribuído para 1690 acidentes rodoviários ocorridos entre 2006 e 2010, dos quais 110 foram fatais.[67] A campanha THINK do Ministério dos Transportes do Reino Unido identificou o problema como sendo o facto de muitas pessoas serem viciadas nos seus telemóveis e referiu que as pessoas tinham duas vezes mais probabilidades de se despistarem quando enviavam mensagens de texto do que quando conduziam embriagadas, pelo que as aconselhava a "transformar o porta-luvas no compartimento do telemóvel".[68] Em termos de danos físicos no corpo, há relatos e estudos sobre os efeitos prejudiciais ergonómicos, por exemplo, dores e perturbações músculo-esqueléticas na parte superior do corpo (mãos, pulsos, braços, pescoço, etc.) resultantes da utilização excessiva do smartphone.[69]

Os smartphones utilizam ondas electromagnéticas não ionizantes de baixa frequência (REW) que aumentam a produção de radicais livres e provocam danos no ADN, afectando os genes, a função das membranas e a transdução de sinais, a função do sistema nervoso central, a permeabilidade da barreira hemato-encefálica e a síntese de melatonina.[60] A leucemia infantil em crianças expostas a campos magnéticos de frequência extremamente baixa (ELF) levou à sua inclusão como "possível carcinogéneo humano" pela Agência Internacional de Investigação do Cancro, publicada em "Agents Classified by the International Agency for Research on Cancer Monographs".[60] Recentemente, foi comunicado um aumento da ocorrência de cancro da tiroide na Coreia do Sul e de gliomas na Suécia, o que poderá dever-se à utilização imoderada e inadequada dos telemóveis.[70]

Gallimberti et al referiram, no seu estudo realizado em Itália para avaliar a utilização problemática do telemóvel para o envio de mensagens de texto e o abuso de substâncias no início da adolescência, que a utilização problemática do smartphone estava associada a uma má qualidade do sono, uma vez que as horas de sono mais longas protegiam contra a utilização problemática do smartphone.[38] Foi demonstrado que a utilização problemática de smartphones teve impacto no sono dos indivíduos num inquérito realizado no Reino Unido, uma vez que cerca de cinquenta por cento não dormiram; verificaram o telemóvel como a última coisa a fazer antes de se deitarem; certificaram-se de que os seus telemóveis estavam ao alcance da mão quando se deitaram; e verificaram os seus telemóveis pouco depois de se levantarem da cama.[28] Na mesma linha, Adeolu et al, no seu estudo realizado para identificar os problemas de saúde associados à utilização frequente do telemóvel entre os estudantes da Universidade de Ibadan, na Nigéria, concluíram que existia uma forte associação entre a utilização do telemóvel e a insónia, as dores de cabeça e a concentração, o que pode ter impacto na saúde e no desempenho académico dos estudantes.[71] Além disso, Dermirci et al também registaram correlações positivas entre as pontuações da escala de dependência do smartphone e os níveis de depressão, os níveis de ansiedade e as pontuações de má qualidade do sono no seu estudo realizado para determinar a relação entre a gravidade da utilização do smartphone e a qualidade do sono, a depressão e a ansiedade em estudantes universitários na Turquia.[51] No entanto, Asibong et al concluíram, no seu estudo destinado a correlacionar a angústia psicológica e a utilização das redes sociais entre estudantes universitários de uma universidade em Calabar, na Nigéria, que a dependência do smartphone pode ter protegido contra o aumento do risco de angústia psicológica, uma vez que a ansiedade e a depressão eram mais comuns entre os participantes sem dependência ligeira dos seus smartphones.[72] Uma apreciação adequada das sequelas da utilização problemática do smartphone é necessária para um diagnóstico correto e uma abordagem holística sólida da perturbação.

2.1.6. Gestão da utilização problemática de smartphones.

A realidade é que a utilização de smartphones veio para ficar e o número de proprietários de smartphones e de utilizadores da Internet disparou nos últimos anos.[54] Por exemplo, nos países em desenvolvimento, a aquisição e utilização de smartphones aumentou de 21% em 2013 para 37% em 2015 e espera-se que continue a aumentar. [73]

 A prevenção da utilização problemática do smartphone é um aspeto fundamental na sua gestão. As medidas preventivas incluem o incentivo aos estudantes de medicina para que instalem e utilizem aplicações que regulem a utilização dos seus smartphones, tais como BreakFree, Menthal, ColdTurkey e SelfControl.[74] Azaka referiu, na sua análise das formas de combater a dependência de smartphones, que a utilização de aplicações para telemóveis é uma forma mais prática de combater a dependência de smartphones, uma vez que essas aplicações envolvem ferramentas persuasivas que podem bloquear conteúdos e bloquear os dispositivos de smartphones quando o limite de tempo de utilização definido é ultrapassado.[75]

Hanafi et al recomendaram a identificação e o rastreio do risco e a deteção precoce da utilização problemática do smartphone com base nas diferenças individuais de temperamento, o que pode encorajar a identificação da melhor estratégia de prevenção possível e a incorporação de programas que ofereçam serviços de promoção da saúde destinados a capacitar estes estudantes para tomarem conta da sua saúde e do seu bem-estar, especialmente no que diz respeito à utilização do smartphone.[76]

Onuoha et al., no seu estudo destinado a examinar os contributos relativos dos atributos psicológicos (solidão, extroversão e autoestima) e do género para a utilização problemática de smartphones, relataram uma influência conjunta significativa da solidão, da extroversão e da autoestima na dependência de smartphones e, por conseguinte, concluíram que o perfil de personalidade dos utilizadores problemáticos de smartphones deve constituir um ingrediente essencial dos protocolos de tratamento e gestão da doença.[77]

O tratamento da utilização problemática de smartphones nas pessoas a quem foi diagnosticada a sua utilização imita de perto o tratamento das verdadeiras dependências.[74] A avaliação da vontade e da disponibilidade do indivíduo para mudar é um aspeto importante do tratamento.[28]

As terapias comportamentais, que incluem aconselhamento individual, familiar ou de grupo, psicoeducação, entrevista motivacional e modelos de terapia cognitivo-comportamental (TCC) para compreender e adaptar as cognições e os comportamentos associados ao consumo problemático, são as formas mais comuns de tratamento da dependência. Estas modalidades de tratamento podem envolver a abordagem da motivação do doente para mudar, a oferta de incentivos à abstinência, o estabelecimento de competências para resistir à dependência, a utilização de actividades construtivas e gratificantes, a melhoria das capacidades de resolução de problemas para substituir a dependência, técnicas de relaxamento como a atenção plena e a facilitação de melhores relações interpessoais.[78]

A utilização do smartphone pode ser controlada através da redução do número de vezes por dia em que o smartphone é utilizado e do tempo despendido (à semelhança da moderação da ingestão de calorias), o que se consegue não atendendo sempre o telefone, desligando seletivamente os alertas; estabelecendo limites para a não utilização do telefone em determinadas situações ou alturas; eliminando aplicaçõesantigas; deixando de seguir feeds de notícias e amigos que não contribuem de forma útil; e limpando as subscrições de correio eletrónico.[28] Além disso, ter consciência das emoções que nos levam a querer consultar o telemóvel e identificar as utilizações que não são úteis, concentrando-nos em moderá-las, também pode ser útil.[79] A participação em terapias de grupo e noutros programas de apoio entre pares, durante e após o tratamento, tem ajudado a manter a abstinência.[78]

A resposta a outras necessidades do indivíduo é outro aspeto importante do tratamento e a farmacoterapia, que inclui a utilização de antidepressivos, analgésicos, sedativos, antipsicóticos, psicoestimulantes e antiespasmódicos, pode ser necessária.[78] Os sintomas físicos comunicados, como dores de cabeça, calor nos ouvidos e lesões, também devem ser abordados.[80] A utilização problemática do smartphone, tal como acontece com outras dependências, pode ser gerida através de abordagens preventivas, promocionais, curativas e de reabilitação que evoluíram e continuam a evoluir ao longo do tempo.

2.2. QUALIDADE DO SONO.

2.2.1. Definição de qualidade do sono.

O sono é um estado normal, reversível e recorrente de resposta reduzida a estímulos externos que acompanha alterações complexas e previsíveis na fisiologia, que incluem atividade cerebral coordenada, espontânea e gerada internamente, bem como alterações nos níveis hormonais e relaxamento da musculatura.[81] Os critérios comportamentais para a descrição do sono baseiam-se na falta de mobilidade ou na mobilidade ligeira, nos movimentos oculares lentos, na postura específica caraterística do sono, na resposta reduzida a estímulos externos, no tempo de reação aumentado, no limiar de excitação elevado, na função cognitiva diminuída e num estado de inconsciência reversível, enquanto os critérios fisiológicos se baseiam nos resultados da eletroencefalografia (EEG), da electro-oculografia (EOG) e da eletromiografia (EMG).[82] O sono é classificado em dois estados: o sono de movimentos oculares não rápidos (NREM) e o sono de movimentos oculares rápidos (REM), que se alternam de forma cíclica (no total, são registados 4 a 6 ciclos durante o sono nos adultos), durando cada ciclo, em média, 90 a 110 minutos.[83] Durante o sono, o corpo passa pelo sono NREM, que inicia o ciclo de sono, e entra no sono REM, que ocorre cerca de uma hora a uma hora e meia depois de adormecer, repetindo-se depois o ciclo.[84]

No seu artigo sobre as fases do sono, Nierenberg referiu que o Dr. Stuart Quan, diretor clínico da divisão de distúrbios do sono e circadianos do Brigham and Women's Hospital, em Boston, afirmou que se sabe agora que o sono não-REM é composto por três fases, conhecidas como N1, N2 e N3. Embora antes de 2007 o sono não-REM estivesse dividido em quatro fases, os especialistas em medicina do sono decidiram que não havia razão fisiológica para separar duas das fases: a antiga fase 3 e a fase 4 do sono, que foram combinadas numa única fase, agora designada por N3.[85] O sono NREM é responsável por 75% a 80% do tempo de sono nos seres humanos adultos e é descrito por uma reatividade cada vez mais reduzida a estímulos externos, acompanhada de movimentos oculares lentos, normalmente seguidos por atividade de ondas lentas no EEG associada a fusos e complexos K e diminuição do tónus muscular.[82]

A fase 1 do sono NREM é um estado de relaxamento que ocorre primeiro, é a fase mais leve e mais facilmente perturbada do sono, representando 2%-5% do tempo total de sono, e é seguida pela fase 2 do sono, que é uma fase de sono mais profunda, representando a maior parte do tempo total de sono (45%-55%). As fases 3 e 4 são conhecidas como "sono profundo" ou "sono de ondas lentas" e ocorrem em sucessão, sobretudo no primeiro terço da sessão de sono noturno.[86]

A caraterística distintiva do sono de movimentos oculares rápidos (REM), que representa 20% a 25% do tempo total de sono, é a presença de movimentos oculares rápidos em todas as direcções, com maior diminuição da capacidade de resposta aos estímulos, e a diminuição significativa ou o desaparecimento das actividades musculares no EMG, enquanto os traçados do EEG são caracterizados por ritmos rápidos de baixa voltagem e ondas teta com aspeto de dente de serra.[82] Além disso, foram demonstradas oscilações fásicas da pressão sanguínea e do ritmo cardíaco, respiração irregular e movimentos fásicos da língua com poucos períodos de apneia ou hipopneia durante o sono REM.[87] Durante o sono REM, o cérebro está extremamente ativo e sabe-se que esta fase renova a mente, melhora a disposição e a criatividade durante o dia, permitindo assim pensar com mais clareza e sentir-se mais positivo no dia seguinte.[88] Também foi demonstrado que esta fase do sono melhora a formação e a consolidação da memória e da aprendizagem, podando e mantendo as espinhas dendríticas pós-sinápticas recém-formadas nos neurónios piramidais do córtex motor, depois de uma nova tarefa motora ter sido cultivada.[89]

Os estudos do sono revelaram que cada uma das fases NREM e o sono REM ocorrem durante alguns minutos seguidos num ciclo de sono e que uma sessão de sono noturno compreende aproximadamente cinco a sete ciclos de sono.[90] Os ciclos de sono podem variar de pessoa para pessoa e de noite para noite, dependendo de uma série de factores, como a idade, os padrões de sono recentes e o consumo de álcool.[91] A arquitetura do sono refere-se à organização das fases do sono numa sessão de sono, uma vez que os indivíduos passam pelas várias fases do sono NREM e pelo sono REM, apesar do período de tempo passado em cada fase.[90]

O ritmo circadiano de sono-vigília é dirigido pelos núcleos supraquiasmáticos do hipotálamo, enquanto os substratos neuroanatómicos do sono NREM se encontram principalmente no núcleo pré-ótico ventrolateral do hipotálamo e os do sono REM se encontram na ponte.[82] Este sistema circadiano assegura que os processos bioquímicos, fisiológicos e comportamentais, incluindo o momento do sono e da vigília, ocorram numa altura do dia apropriada e específica para cada espécie, sendo controlado por duas forças rivais: o impulso homeostático para o sono e o ritmo circadiano que promove a excitação.[92] O fator homeostático é descrito por uma maior tendência para a sonolência após períodos mais longos de vigília prévia, enquanto o fator circadiano é descrito por variações no estado de alerta fisiológico e na sonolência (momento, duração e outras características) que variam ciclicamente com a hora do dia.[82] O início da escuridão, juntamente com a recessão da luz, é um fator externo necessário que incentiva o sono, em parte estimulando a libertação da hormona melatonina da glândula pineal, que induz sensações de sonolência e coincide com uma redução da temperatura corporal.[93] Além disso, especula-se que a adenosina actua como um regulador homeostático do sono, uma vez que actua nos seus quatro subtipos de receptores: recetor de adenosina A_1 (R, A_1 R), A_{2A} R, A_{2B} R e A_3 R, depois de o seu nível extracelular no espaço subaracnoide do prosencéfalo basal ter sido aumentado pelo somnogénio produzido internamente, a prostaglandina (PG) D_2 , para promover o sono fisiológico.[94] Na manhã seguinte ao despertar, estimulado pela excitação circadiana, o impulso homeostático para o sono é abolido e a produção dos núcleos supraquiasmáticos (SCN) é baixa, como demonstrado por um registo intracerebral da taxa de disparo neuronal.[82] A ativação do hemostato do sono ocorre à medida que o dia avança, reforçada por um aumento da produção dos núcleos supraquiasmáticos que leva a um aumento gradual do impulso homeostático para o sono, desencadeando assim o início do sono.[95] Estes mecanismos resultaram em dois períodos de sonolência muito vulneráveis: das 02:00 às 06:00 horas e das 14:00 às 18:00 horas, sendo o primeiro mais forte do que o segundo, no qual se observa o maior registo de acidentes relacionados com o sono.[82]

Sabe-se que ocorrem alterações fisiológicas tanto no sistema nervoso somático como no sistema nervoso autónomo, no sistema endócrino e nos centros de regulação da temperatura durante o sono. Por exemplo, a alteração da atividade das ondas cerebrais leva a que o ritmo cardíaco, a pressão sanguínea, o débito cardíaco e a resistência vascular periférica diminuam durante o sono NREM e diminuam ainda mais durante o sono REM, enquanto o fluxo sanguíneo cerebral e as taxas metabólicas cerebrais de glicose e oxigénio diminuem durante o sono NREM, mas aumentam para valores superiores aos do estado de vigília durante o sono REM.[82] Estas alterações fisiológicas reduzem a energia gasta e ajudam a estimular e a manter o sono.[96] É também importante notar que estas alterações hemodinâmicas significativas (pressão sanguínea e frequência cardíaca instáveis, diminuição progressiva do débito cardíaco causando dessaturação máxima de oxigénio e respiração periódica e aumento intermitente da atividade simpática durante o sono REM) podem explicar o aumento da mortalidade durante as primeiras horas da manhã, particularmente em doentes com doença cardiopulmonar.[82]

A qualidade do sono pode ser descrita utilizando medidas objectivas do sono, como a polissonografia, como a quantidade progressivamente crescente de sono de ondas lentas (SWS) e de sono de movimentos rápidos dos olhos (REM) que se tem durante a noite, ao contrário da duração do sono, que é claramente definida pela quantidade de sono que se tem durante a noite.[97] O sono de ondas lentas é um sono profundo e tem uma função restauradora, enquanto o sono de movimentos rápidos dos olhos e o sono de ondas lentas são importantes para a consolidação da memória.[96] A qualidade do sono pode ser caracterizada através da polissonografia e da actigrafia, pela eficiência do sono, que é a percentagem de tempo que se passa na cama a dormir, bem como pela latência do início do sono, que é o tempo que se demora a passar da vigília total para o sono durante a noite.[97] A Fundação Nacional do Sono dos Estados Unidos da América reuniu um painel de peritos da comunidade do sono e representantes escolhidos pelas organizações interessadas (Painel de Consenso sobre a Qualidade do Sono), que efectuou uma revisão sistemática da literatura de 277 estudos e concordou que a maioria das variáveis de continuidade do sono (latência do sono, número de despertares superiores a cinco minutos, despertar após o início do sono e eficiência do sono) eram índices adequados de uma boa qualidade do sono ao longo da vida.[98] Os atributos de uma boa qualidade do sono incluem uma latência do início do sono inferior a 30 minutos, uma eficiência do sono de pelo menos 85%, o número de dias de disfunção devido ao sono inferior a uma vez por semana e a utilização de medicação para dormir durante o último mês inferior a uma vez por semana.[99] A má qualidade do sono é normalmente caracterizada por uma baixa eficiência do sono, que é normalmente inferior a 85%, e uma longa latência do início do sono, que é normalmente superior a 20-30 minutos, dependendo da idade.[97]

Foi demonstrado que as necessidades de sono mudam significativamente desde a infância até à velhice.[82] Por exemplo, foi demonstrado que os recém-nascidos dormem várias vezes num período de 24 horas, com um total de 14-17 horas de sono por dia, 50% das quais constituem o tempo de sono passado no estado REM.[99] O padrão de sono numa criança dos três aos cinco anos é bifásico e as necessidades de sono reduzem-se para cerca de 11 horas por dia, com o estado REM reduzido para o padrão normal do adulto de 25% por volta dos seis anos de idade.[82] A necessidade de sono de um adolescente de nove a dez anos de idade é de aproximadamente dez horas por dia e os adultos apresentam um padrão de sono monofásico, com uma duração média de 7,5 a 8 horas por noite, embora o padrão reverta para bifásico em pessoas idosas.[100] O padrão de ciclo NREM/REM do sono do adulto é estabelecido aos três meses de idade.[82] Além disso, a arquitetura do sono muda com a idade. Por exemplo, as crianças passam menos tempo nas fases REM e NREM 3 e 4 à medida que se tornam adultas, enquanto passam mais tempo na cama antes de adormecer (aumento da latência do sono) e mais tempo acordadas na cama depois de adormecerem inicialmente.[96]

Tem sido referido que os adolescentes e os jovens adultos dormem menos do que os seus homólogos adultos devido a uma série de factores, como as actividades sociais e outras actividades comportamentais.[101] Vários factores identificados como factores causais são as suas atitudes, os conhecimentos sobre o sono e as exigências do trabalho, embora outros mecanismos potenciais não sejam totalmente compreendidos.[102] Espera-se que estes jovens adultos, como os estudantes de medicina, estejam na escola até cerca das 17 horas ou até mais, dependendo do seu horário, e também são obrigados a cumprir vários trabalhos nas aulas e postos clínicos, sendo que o sono não é considerado uma prioridade para a maioria destes estudantes, pois sentem que têm de cumprir sempre os prazos.[101] Pramanik et al, no seu estudo realizado no Nepal, referiram que, dos 130 estudantes de medicina que participaram no estudo, 31,5% tiveram de suportar a privação do sono devido à navegação nocturna na Internet para fins académicos e outros.[103]

A somnipatia refere-se a uma distorção dos padrões de sono de uma pessoa, suficientemente grave para afetar o seu funcionamento físico, mental e emocional normal.[104] As quatro principais queixas de sono incluem sonolência diurna excessiva, insónia, movimentos ou comportamentos anormais durante o sono e incapacidade de dormir à hora preferida.[82] As perturbações do sono têm uma influência óbvia na produtividade e na saúde pública e muitas das complicações que lhes estão associadas podem ser evitadas, daí a necessidade de um diagnóstico precoce e de um tratamento adequado.[104] Deve ser dada uma atenção especial à compreensão dos desafios peculiares para conseguir uma boa qualidade de sono nos estudantes de medicina, de modo a melhorar a sua qualidade de vida e a eficiência nos seus estudos.

2.2.2. Epidemiologia da má qualidade do sono

A má qualidade do sono é atualmente um desafio de saúde pública. Cerca de 35% da população dos Estados Unidos tem dificuldade em adormecer ou em manter o sono, tendo relatado despertar de manhã cedo e ter um sono não reparador, enquanto 10% da população apresenta um problema persistente de má qualidade do sono que interfere com o funcionamento diurno.[82] Madrid-Valero et al, no seu estudo para determinar o efeito da idade e do sexo na prevalência da má qualidade do sono na população adulta em Espanha, relataram que a prevalência da má qualidade do sono era de 38.2%, que as mulheres tinham quase o dobro da probabilidade de ter uma má qualidade do sono do que os homens e que a idade estava direta e significativamente associada a uma baixa qualidade do sono.[105] Stranges et al, num estudo realizado em oito países diferentes de África e da Ásia, referiram que a prevalência de má qualidade do sono variava entre 3,9% e mais de 40%.[106] Num outro estudo realizado por Uhlig para determinar a prevalência e os factores associados à insónia DSM-V entre noruegueses, foi registada uma prevalência de 7,1% (8,6% para as mulheres e 5,5% para os homens).[107] De um modo geral, o sono tem sido associado a múltiplos resultados em termos de saúde.[108]

O comportamento do sono é considerado o resultado de uma interação complexa influenciada por factores biológicos, sociais, ambientais e psicológicos.[109] Chambers et al, no seu estudo sobre o sono, a habitação e a vizinhança, referiram que, nos adultos latinos, as más condições de habitação e a desordem da vizinhança estavam associadas a maiores distúrbios do sono auto-relatados e a uma má qualidade do sono.[110] Além disso, verificou-se que os laços familiares saudáveis e o apoio estavam positivamente relacionados com uma boa qualidade do sono, enquanto os laços aversivos eram mais comuns nos participantes com má qualidade do sono.[111] Tang et al referiram que o sexo feminino, a idade mais avançada, o nível de escolaridade mais elevado, o facto de ser solteiro, viver numa zona rural, fumar cigarros e beber álcool estavam associados a uma má qualidade do sono.[112] Outros factores de estilo de vida bem demonstrados na literatura sobre o sono e que se verificou influenciarem a qualidade do sono incluem a exposição a meios de comunicação electrónicos, a exposição a luzes brilhantes durante as horas nocturnas e a hora do sono.[96]

Foi demonstrada a existência de múltiplas ligações entre os padrões de sono, o comportamento alimentar e o balanço energético. Por exemplo, St-Onge et al, na sua revisão sobre o efeito da alimentação na qualidade do sono, referem que as pessoas com sono de má qualidade e com uma ingestão elevada de hidratos de carbono consomem mais produtos de confeitaria e massas do que arroz do que as pessoas com sono de boa qualidade e com uma ingestão igualmente elevada de hidratos de carbono, enquanto a ingestão persistente de bebidas energéticas e de bebidas açucaradas superior a uma vez por mês está associada a uma má qualidade do sono.[97] Além disso, Chaput, no seu artigo sobre padrões de sono, qualidade da alimentação e equilíbrio energético, referiu que uma ingestão calórica elevada estava associada à sonolência diurna, ao passo que deixar de tomar o pequeno-almoço e comer de forma irregular estava fortemente associado a uma má qualidade do sono, tendo apresentado alguns mecanismos pelos quais uma má qualidade do sono pode aumentar a ingestão calórica (1) mais tempo e oportunidades para comer, (2) angústia psicológica, (3) maior sensibilidade à recompensa alimentar, (4) desinibição de comer, (5) mais energia necessária para manter uma vigília prolongada e (6) alterações nas hormonas do apetite.[113] Do mesmo modo, Olodu et al, no seu estudo sobre os padrões de sono, os níveis de atividade física e a ingestão alimentar de estudantes universitários no sudoeste da Nigéria, referiram uma relação significativa entre a qualidade do sono, a atividade física e a ingestão alimentar.[114]

No que diz respeito à relação entre a qualidade do sono e os parâmetros antropométricos, Golem et al, na sua revisão integrativa do sono para profissionais de nutrição, referiram uma relação inversa entre a duração do sono e o estado do peso.[96] Shittu et al, no seu estudo realizado em Ilorin, na Nigéria, com o objetivo de determinar a associação entre a qualidade subjectiva do sono, a hipertensão, a depressão e o índice de massa corporal num contexto de prática clínica familiar nigeriana, referiram uma forte relação estatística entre o índice de massa corporal e a qualidade do sono dos participantes, sendo que os participantes com obesidade de classe 3 dormem mal.[112] No entanto, Abdulsalam et al, no seu estudo destinado a avaliar a má qualidade do sono e a sua relação com a depressão em estudantes de medicina do primeiro ano, não encontraram qualquer correlação significativa entre a idade, o peso, a altura e os índices de massa corporal.[115]

Estudos efectuados na Nigéria mostraram que os problemas de sono constituem um pesado fardo.[24] Osaigbovo et al, no seu estudo destinado a determinar a prevalência e o padrão dos distúrbios do sono entre os estudantes de medicina do último ano da Universidade de Jos, na Nigéria, referiram que, dos 158 participantes, 94 (66,7%) eram do sexo masculino e 64 (48,2%) tinham distúrbios do sono.[116] Além disso, Nuhu et al, ao determinarem a qualidade do sono entre 223 utentes dos cuidados primários em Kaduna, na Nigéria, referiram que 68,7% dos participantes tinham uma má qualidade do sono.7% dos participantes tinham uma má qualidade do sono.[117] Shurkuk, num ensaio aleatório controlado destinado a determinar os efeitos da educação estruturada sobre o sono no controlo da pressão arterial entre 212 pacientes adultos hipertensos em Jos, na Nigéria, referiu que 64,6% dos participantes tinham uma má qualidade do sono, com uma pontuação PSQI de $6,86 \pm 3,52$.[118]

Na Nigéria, foram efectuados estudos para descrever as características sociodemográficas dos indivíduos com má qualidade do sono. Por exemplo, Fawale et al, em Ile Ife, na Nigéria, num estudo destinado a determinar a correlação entre a qualidade e a duração do sono em mulheres nigerianas idosas que vivem em meio urbano, referiram que o consumo de café era mais frequente nas pessoas com má qualidade do sono.[119] Adewole referiu no seu estudo em que determinou o padrão dos distúrbios do sono entre os pacientes de uma população de médicos de família em Ile Ife, na Nigéria, que não havia associação entre os distúrbios do sono e o sexo, a religião, as características antropométricas, o rendimento, o trabalho por turnos e o local de alojamento.[120]

Entre os profissionais de saúde e os estudantes de medicina, a má qualidade do sono tornou-se um fator de grande preocupação. Por exemplo, Aliyu et al, no seu estudo destinado a avaliar a qualidade do sono dos médicos de um hospital terciário num ambiente semi-rural, referiram que todos os participantes dormiam mal e que a maioria dormia menos de 7 horas por noite, tendo os médicos internos e os médicos assistentes mais tendência para a sonolência diurna.[121] Além disso, Aliyu et al, na sua investigação sobre a qualidade do sono dos enfermeiros de um hospital terciário em Birnin Kebbi, na Nigéria, concluíram que a má qualidade do sono era um problema entre os enfermeiros com tendência para a sonolência diurna.[122] Além disso, Kolo et al, no seu estudo sobre a saúde do sono dos trabalhadores do sector da saúde em Kano, na Nigéria, referiram que 54,2% dos 160 trabalhadores do sector da saúde que participaram no estudo apresentavam uma má qualidade do sono, não tendo a idade, o sexo e a duração do serviço sido considerados factores de previsão significativos da má qualidade do sono entre os participantes.[123] Chinawa et al, no seu estudo realizado para determinar as práticas de sono entre os estudantes de medicina do Departamento de Pediatria do Hospital

Universitário da Nigéria, em Enugu, na Nigéria, referiram que, dos 222 participantes que preencheram e devolveram o questionário, 92 (45.3%) tinham uma latência de sono de 10-30 minutos, 157 (70,7%) acordavam uma ou duas vezes por noite e 25 (11,3%) participantes tinham práticas de sono invulgares, tais como andar a dormir, falar ou terrores noturnos, sendo que o número médio de horas de sono noturno num dia de semana e num fim de semana era de seis e sete horas, respetivamente, e a cafeína tinha uma correlação significativa com o número de horas de sono.[124]

2.2.3. Consequências da má qualidade do sono.

Nunca é demais realçar o papel do sono na sobrevivência, uma vez que o sono é essencial para uma vida saudável e produtiva.[125] Nos seres humanos, o sono problemático e desordenado altera a atividade do sistema nervoso simpático, prejudica a tolerância à glicose e altera os níveis hormonais, conduzindo consequentemente à hipertensão, à obesidade e à diabetes.[86] As pessoas que dormem e que são frequentemente acordadas durante as fases mais precoces, como as pessoas com apneia do sono, podem ter dificuldade em entrar corretamente nas fases mais profundas do sono, enquanto as pessoas com insónias podem não ter um sono total suficiente para acumular o tempo necessário em cada fase, o que pode ter consequências profundas no bem-estar psicológico e físico.[91] Um sono de curta duração, inferior a sete horas por noite, está relacionado com um maior risco e incidência de doenças cardiovasculares e com consequências negativas para a saúde cardiovascular, que incluem hipertensão, hipercolesterolemia, insuficiência cardíaca, enfarte do miocárdio e acidente vascular cerebral.[126] A má qualidade do sono está relacionada com o aumento da inflamação, que destrói os sistemas imunitário e antioxidante do organismo e pode desencadear alguns tipos de cancro, havendo muitas provas que sugerem que estes efeitos podem ser invertidos com um sono adequado.[86] Também tem sido relacionada com uma reatividade emocional acrescida e uma redução da atenção, da memória e da função cognitiva executiva, o que conduz a perturbações do humor, como a depressão e a ansiedade.[127] A diminuição da velocidade psicomotora e cognitiva que acompanha a privação do sono aumenta o risco de acidentes e lesões, e a função cognitiva inadequada que resulta de um sono deficiente pode ser comparada às deficiências causadas pelo consumo excessivo de álcool.[96]Descobriu-se que o lobo frontal do cérebro coordena a função executiva, que é descrita como a capacidade de tomar decisões, formar memórias, planear o futuro e inibir comportamentos socialmente indesejáveis, o que é ilustrado pelo facto de as crianças com perturbações do sono terem provavelmente um pior desempenho escolar do que os seus colegas que têm uma melhor qualidade de sono.[111]

A má qualidade do sono pode ser um fator perpetuador ou precipitante na progressão destas doenças e pode também ser agravada pelo impacto psicológico das mesmas.[128] Além disso, alguns dos medicamentos utilizados para o seu tratamento são susceptíveis de, a longo prazo, afetar os padrões de sono ou provocar alterações estruturais que aumentam a tendência ou a rápida progressão das perturbações do sono.[127] No estudo realizado por Fawale et al em Ile Ife, na Nigéria, os participantes com uma má qualidade de sono eram propensos a ter sintomas depressivos clinicamente significativos.[119]

Nos estudantes, especialmente nos estudantes de medicina clínica, um sono adequado tem sido associado a um melhor funcionamento cognitivo e mental, para além do bem-estar geral.[129] Sabe-se que um sono de boa qualidade tem propriedades restauradoras, conservadoras, adaptativas, termorreguladoras e de consolidação da memória.[82] A má qualidade do sono está associada a dores de cabeça, dificuldades de aprendizagem, dificuldades de memória, comportamento agressivo, perturbações mentais e maior risco de doenças cardíacas e diabetes.[18] Um sono de má qualidade pode levar a adormecer nas aulas, falta de energia, desatenção, desempenho académico inferior, diminuição da função cognitiva executiva e maior risco de depressão.[15] No seu estudo em Ile-Ife, Seun-Fadipe et al referiram que o desempenho académico dos estudantes com boa qualidade de sono era notoriamente melhor do que o dos estudantes com má qualidade de sono, enquanto os estudantes com má qualidade de sono apresentavam um nível de stress percebido significativamente mais elevado do que os estudantes com boa qualidade de sono.[13]

2.2.4. Avaliação da qualidade do sono.

A avaliação clínica é o primeiro passo para avaliar a qualidade do sono de um doente, o que implica uma história clínica e um exame físico pormenorizados antes da realização de testes laboratoriais.[82] Ao fazer a anamnese do sono, deve começar-se por identificar o sintoma apresentado ou o principal motivo de consulta e deve também incluir pormenores sobre os hábitos de sono, história de doenças médicas, neurológicas e psiquiátricas actuais ou anteriores, consumo de drogas e álcool, para além da história familiar.[130] Para além dos sintomas que ocorrem no início do sono ou durante o sono noturno, deve ser incluída na história uma recordação típica de 24 horas de hábitos de sono, prestando especial atenção à sua frequência, tipo e hora de início.[82]

O parceiro de cama do doente deve confirmar a história do sono, respondendo a perguntas sobre os hábitos de sono do doente, história de consumo de drogas, história de stress em casa, no trabalho ou na escola e variações nos hábitos de sono.[131] Pode ser pedido ao doente que preencha um questionário sobre o sono ou que mantenha um registo ou um diário do sono durante um período de 2 semanas, a fim de obter indicações importantes sobre os hábitos de sono e a higiene do sono.[125] A história familiar deve ser explorada em certas perturbações do sono, como a narcolepsia, a síndrome das pernas inquietas, a síndrome da apneia obstrutiva do sono (SAOS) e as perturbações parciais do despertar.[82] Se se suspeitar de perturbações como a síndrome da apneia obstrutiva do sono, deve determinar-se o índice de massa corporal, o perímetro do pescoço e um exame pormenorizado das vias respiratórias superiores, a fim de descobrir anomalias anatómicas. Além disso, deve também ser assegurado um exame físico cuidadoso para documentar a evidência de várias doenças médicas, tais como doenças respiratórias, cardiovasculares, endocrinológicas ou neurológicas, especialmente as que afectam a região do tronco cerebral ou o sistema neuromuscular.[125] Os métodos de avaliação do sono foram classificados de acordo com diferentes critérios, nomeadamente objectivos (polissonografia, actigrafia) e subjectivos (questionários do sono, diários), dispositivos com ou sem contacto e necessidade de assistência médica ou autoavaliação.[132]

Alguns testes laboratoriais importantes que podem ser utilizados para explorar as perturbações do sono são uma polissonografia nocturna, um teste de latência múltipla do sono, testes de manutenção da vigília, actigrafia, investigação diagnóstica da doença primária ou co-mórbida que causa a perturbação do sono, vídeo-polissonografia, eletroencefalografia padrão (EEG) e monitorização por vídeo-EEG para suspeitas de perturbações convulsivas, estudos imagiológicos, imagiologia das vias aéreas superiores para a síndrome da apneia obstrutiva do sono, estudos de neuroimagem (por exemplo tomografia computorizada, ressonância magnética) e angiografia cerebral por suspeita de doença neurológica causadora de perturbações do sono, tomografia por emissão de positrões e tomografia computorizada por emissão de fotão único, testes de função pulmonar por suspeita de perturbações broncopulmonares e neuromusculares causadoras de perturbações respiratórias do sono, antigénio de histocompatibilidade leucocitária na suspeita de narcolepsia, níveis de hipocreatina 1 no líquido cefalorraquidiano na suspeita de narcolepsia, níveis séricos de ferro e ferritina em doentes com síndrome das pernas inquietas, eletromiografia (EMG) e avaliação da condução nervosa para excluir outras co-morbilidades.[82] No seu estudo sobre os métodos de avaliação do sono, Ibañez et al referiram que, por ordem de exatidão, os métodos de deteção do sono estavam dispostos da seguinte forma Questionário < Diário do sono < Dispositivos sem contacto < Dispositivos com contacto < Polissonografia.[132] Por conseguinte, a polissonografia (PSG) é o método de diagnóstico padrão-ouro e regista sinais electrofisiológicos que são úteis na avaliação da fisiologia e dos distúrbios do sono.[133]

A qualidade do sono é uma medida dos componentes quantitativos e qualitativos do sono, sendo que o componente quantitativo envolve a duração do sono, enquanto os componentes qualitativos envolvem uma medida subjectiva da profundidade e da sensação de repouso ao acordar.[134] Uma medida subjectiva da qualidade do sono pode ser obtida através de um questionário, que é normalmente o questionário do Índice de Qualidade do Sono de Pittsburgh (PSQI).[97] Qualquer uma das escalas utilizadas para avaliar o grau subjetivo de sonolência, como a Escala de Sonolência de Stanford, a Escala Visual Analógica e a Escala de Sonolência de Epworth, pode também ser utilizada para avaliar a qualidade do sono.[135]

O Índice de Qualidade do Sono de Pittsburgh (PSQI) é a ferramenta de avaliação da saúde do sono mais utilizada em populações clínicas e não clínicas e é composto por 24 perguntas ou itens a classificar (0-3 para 20 itens, enquanto 4 itens são abertos), 19 dos quais são auto-relatados e 5 dos quais requerem feedback secundário de um quarto ou parceiro de cama e avalia a qualidade e os distúrbios do sono ao longo de um intervalo de tempo de um mês com 19 itens que geram sete pontuações de "componentes" que são qualidade subjetiva do sono, latência do sono, duração do sono, eficiência habitual do sono, distúrbios do sono, uso de medicação para dormir e disfunção diurna, cuja soma dos escores gera um escore global.[136] Buysse et al. avaliaram as propriedades clínicas e clinimétricas do PSQI em "bons" e "maus" dormidores e apresentaram medidas admissíveis de homogeneidade interna, consistência (fiabilidade teste-reteste) e validade e concluíram que uma pontuação global do PSQI superior a cinco produzia uma sensibilidade diagnóstica de 89,6% e uma especificidade de 86.5% na distinção entre bons e maus dormidores.[135] Ogunsemi et al, no seu artigo sobre a qualidade do sono e a morbilidade psicológica entre os médicos do sudoeste da Nigéria, afirmaram que Aloba et al validaram o Índice de Qualidade do Sono de Pittsburgh na Nigéria no seu estudo destinado a determinar a validade do Índice de Qualidade do Sono de Pittsburgh entre estudantes universitários nigerianos.[137]

2.2.5. Gestão da má qualidade do sono.

O princípio da gestão dos distúrbios do sono consiste em identificar primeiro a causa do distúrbio do sono, tratar ativamente as condições co-mórbidas e abordar eficazmente os factores psicossociais, como o stress e os distúrbios relacionados com o consumo de substâncias, que influenciam o distúrbio do sono. Se a condição primária não for resolvida, o tratamento deve ser canalizado para o distúrbio específico do sono.[82] As modalidades de tratamento da má qualidade do sono são: farmacoterapia, psicofarmacoterapia e intervenções psicológicas que incluem a psicoeducação.[138]

2.2.5.1. Farmacoterapia.

A farmacoterapia é a intervenção mais frequentemente prescrita para os distúrbios do sono e envolve a utilização de sedativos-hipnóticos.[139] O'Sullivan et al, no seu estudo sobre a prevalência e a gestão da má qualidade do sono numa população de cuidados secundários de saúde mental no Reino Unido, referem que a intervenção mais comum recebida pelos participantes para a má qualidade do sono foi a medicação psicotrópica (32%).[140] Kanji et al concluíram, numa revisão sistemática destinada a avaliar a eficácia comparativa e a segurança dos auxiliares farmacológicos do sono, que variavam entre benzodiazepinas, sedativos não benzodiazepínicos, melatonina, propofol e dexmedetomidina, que não existem provas suficientes para sugerir que a farmacoterapia melhora a qualidade e a quantidade do sono quando comparada com placebo.[141]

Embora a maioria dos indivíduos de todas as faixas etárias tome medicamentos para dormir devido à sua conveniência e potencial eficácia, os medicamentos para dormir têm-se revelado inadequados para uma utilização a longo prazo, em particular nos jovens, uma vez que não abordam as questões subjacentes que afectam a qualidade e a quantidade do sono, como o stress crónico, podem levar à dependência, deterioração do desempenho psicomotor e cognitivo diurno, sonolência diurna, perturbação do sono induzida pelo tratamento, insónia de retorno e sono de retorno dos movimentos rápidos dos olhos (REM), pelo que não são recomendados como tratamento de primeira linha para a má qualidade do sono.[142]

2.2.5.2. Intervenções psicológicas.

A má qualidade do sono tem sido associada a factores psicossociais e, por conseguinte, as intervenções psicológicas terão um sucesso considerável no combate a estes factores. As intervenções psicológicas que podem ser úteis na gestão da má qualidade do sono incluem a psicoterapia, a psicoeducação e a terapia cognitivo-comportamental.[143]

A terapia cognitivo-comportamental (TCC) tem-se revelado eficaz, embora não seja facilmente utilizada pelos médicos. Por exemplo, O'Sullivan et al, no seu estudo realizado no Reino Unido, referiram que a terapia cognitivo-comportamental só foi recebida por 6% dos participantes, mas foi a intervenção considerada mais útil, uma vez que deu origem às maiores alterações na latência do início do sono e na eficiência do sono, produziu o maior número de pessoas com sono normal após a terapia e um ganho terapêutico sustentado no seguimento a longo prazo.[140] Num estudo comparativo entre estudantes universitários de Zaria, na Nigéria, Moses et al recomendaram que a Terapia Cognitivo-Comportamental fosse utilizada como intervenção comportamental de primeira linha na melhoria dos problemas de sono.[143]

A psicoeducação reflecte uma mudança de paradigma para uma abordagem mais holística e baseada em competências que dá ênfase à saúde, promovendo assim a colaboração, a capacidade de lidar com as situações e a capacitação, ao contrário da maioria das outras intervenções psicossociais que se baseiam nos modelos médicos tradicionais criados para tratar patologias, doenças e disfunções.[144] Além disso, a abordagem dos factores relacionados com a má qualidade do sono ajudará a melhorar a qualidade do sono destes estudantes.

O apelo a um elevado desempenho académico entre os estudantes universitários, em particular entre os estudantes de medicina, pode também estar associado ao stress.[13] O stress percebido é o sentimento ou pensamento de um indivíduo sobre a quantidade de stress a que está sujeito num determinado momento ou durante um determinado período.[145] Também se demonstrou que o stress percebido afecta o padrão de sono e a qualidade do sono dos indivíduos.[146] Oku et al, no seu estudo destinado a determinar a prevalência do stress, dos factores de stress e das estratégias de confronto entre os estudantes de medicina de uma escola de medicina nigeriana, referiram que a maioria (94.2%) dos estagiários de medicina considerou a formação como stressante, sendo os principais factores de stress identificados a carga de trabalho académico excessiva (82,3%), férias inadequadas (76,4%) e tempo insuficiente para lazer (76,2%), ao passo que o sentimento de depressão, os problemas de sono e a ansiedade foram os efeitos mais comuns do stress que sentiram.[147] O fraco desempenho académico também tem sido associado a uma perceção excessiva de stress.[13] Por conseguinte, as intervenções psicológicas destinadas a reduzir a perceção de stress entre os estudantes de medicina também ajudarão a melhorar a sua qualidade de sono, o que foi incorporado na ficha de trabalho de psicoeducação.

A influência do consumo de substâncias como o café, o álcool, o tabaco e outras substâncias de abuso na qualidade do sono dos estudantes de medicina também tem sido motivo de grande preocupação. Arora et al, no seu estudo destinado a estimar a prevalência do abuso de substâncias entre 230 estudantes de medicina no norte da Índia, referiram que a prevalência do abuso de substâncias era de 20,43% entre os participantes, com uma maior prevalência nos últimos anos do curso de medicina. Um total de 43 dos 47 (91,7%) estudantes que consumiam estas substâncias estavam conscientes dos seus efeitos nocivos e os motivos mais comuns para o consumo de substâncias eram o alívio do stress psicológico e a celebração ocasional.[148] Além disso, Eduviere et al, ao estudarem o efeito percebido do consumo de produtos que contêm cafeína no sono noturno e no funcionamento diurno entre os estudantes do sul da Nigéria, concluíram que existia uma relação significativa entre o nível de consumo de cafeína e a qualidade do sono dos estudantes.[149]

2.2.5.3. Psicofarmacoterapia.

Existe um lugar para a combinação de intervenções farmacológicas e psicológicas na gestão da má qualidade do sono. Por exemplo, Liu, na sua revisão das terapias actuais e emergentes para a insónia, recomendou que, quando a terapia psicológica parece não ser suficiente, os medicamentos podem ajudar os doentes a ultrapassar as barreiras e os comportamentos aprendidos que impedem uma boa noite de sono.[150] O American College of Physicians não recomenda qualquer farmacoterapia específica, mas recomenda que os médicos utilizem uma abordagem de tomada de decisão partilhada ao decidirem se devem adicionar farmacoterapia em adultos com perturbação de insónia crónica em que a terapia cognitivo-comportamental para a insónia (TCC-I), por si só, não foi bem sucedida.[151]

 Ayabe et al, no seu estudo para determinar a eficácia da terapia cognitivo-comportamental para a insónia crónica resistente à farmacoterapia, um ensaio controlado e aleatório realizado no Japão, concluíram que a terapia cognitivo-comportamental complementar melhorou os sintomas de insónia que não respondiam à terapia farmacológica e pode promover a redução da dose através da otimização do protocolo e da duração do tratamento, embora não tenha sido observado qualquer efeito na taxa de redução gradual.[152] São necessários mais estudos locais para explorar intervenções viáveis para a má qualidade do sono na Nigéria.

2.3. PSICOEDUCAÇÃO

A psicoeducação foi definida por Anyamene et al como a utilização de teorias e práticas psicológicas para educar as pessoas, a fim de as ajudar a obter mais informações para poderem enfrentar os seus problemas de forma mais eficaz. Afirmaram ainda que o princípio subjacente a uma técnica de psicoeducação é que, com uma compreensão clara de uma condição, e o auto-conhecimento dos seus próprios pontos fortes e capacidades de lidar com a situação, o indivíduo está mais bem armado para lidar com o problema e para se empenhar na sua própria melhoria.[153] Os objectivos básicos da psicoeducação incluem: oferecer conhecimentos sobre as várias dimensões da doença, dissipar equívocos e inconsciência, ajudar as pessoas a ter conhecimentos sobre o que fazer e o que não fazer enquanto prestam cuidados a pessoas doentes sobre como interagir ou se comportar e comunicar com elas sobre as opções de tratamento, os efeitos secundários da medicação, bem como detetar sinais precoces de recaídas da doença. Tudo isto aumenta a probabilidade de os clientes se reintegrarem nas suas comunidades de origem, com especial atenção para o seu funcionamento social e profissional.[154] A psicoeducação baseia-se no facto de a educação desempenhar um papel na mudança emocional e comportamental e envolve sessões regulares pré-determinadas de informação factual sobre o estado, os tipos, as causas, os efeitos e as estratégias para lidar com essas tendências por parte de um terapeuta.[153]

Os seus princípios incluem (1) uma ênfase numa troca de aprendizagem entre os prestadores e os destinatários que reconheça tanto o conhecimento profissional como o conhecimento quotidiano, (2) um currículo sequenciado que oriente o prestador e forneça informações específicas sobre a doença, informações sobre como lidar com o stress e flexibilidade suficiente para dar descanso a um cliente que necessite, (3) reservar tempo para o processamento de informações e emoções que possam ter estado na origem do sofrimento psicológico, (4) acordar estratégias para encorajar o funcionamento, a qualidade de vida e reduzir o estigma e a sobrecarga dos clientes, e (5) certificar-se de que modifica os conteúdos, o calendário e a abordagem com base no contexto cultural e na língua.[155] Verificou-se que é útil, pouco dispendiosa e fácil de implementar em contextos de cuidados primários e é uma das práticas mais eficazes baseadas em provas que têm sido úteis tanto em ensaios clínicos como em contextos comunitários.[143]

As sessões incluem a definição de objectivos, a gestão do tempo, a orientação, a representação de papéis, a modelação, as actividades de grupo interactivas, os trabalhos de casa, a modelação e as reflexões e envolvem, na sua maioria, programas de grupo educativos estruturados mais longos que ajudam os clientes a desenvolver conhecimentos e competências para lidar com problemas imediatos ou potenciais, transições de desenvolvimento ou crises de vida.[153] Essencialmente, quanto maior for a compreensão da própria doença e do seu potencial impacto em todos os envolvidos, melhor se ganha controlo sobre a doença.[156]

Durante a última metade do século XVIII e a primeira parte do século XIX, alguns filantropos como Johann Heinrich Pestalozzi (1746-1827) e o Dr. Samuel Gridley Howe (1801-1876) utilizaram métodos educativos para prestar serviços terapêuticos e cuidados a pessoas com deficiências físicas e psicológicas.[154] Vários outros autores contribuíram para o trabalho teórico fundamental que, em conjunto, ajuda a clarificar os princípios e os parâmetros da psicoeducação aplicados e estudados numa variedade de contextos.[155] A psicoeducação nasceu no campo da psiquiatria após o aparecimento da "Emoção Expressa" e do "Conceito de Carga Familiar" em relação a perturbações psiquiátricas graves e crónicas como a esquizofrenia, enquanto os seus conceitos nasceram através dos escritos de John E. Donley e Brian E. Tomlinson.[154] A popularização e o desenvolvimento do termo psicoeducação na sua forma atual podem ser atribuídos ao investigador americano C.M. Anderson que estabeleceu esta intervenção como um tratamento adjuvante mas eficaz para a esquizofrenia em 1980.[156]

Ao longo do tempo, foi desenvolvido um grande número de modelos e abordagens de psicoeducação de acordo com as necessidades das pessoas com perturbações psicológicas e dos seus prestadores de cuidados, incluindo o modelo de informação, o modelo de treino de competências, o modelo de apoio, o modelo de compreensão, o modelo de terapia de grupo familiar múltipla (MGFT), o tratamento centrado na família (FFT) e a abordagem de psicoeducação entre pares.[154] É imperativo notar que a psicoeducação é geralmente iniciada com o objetivo de chamar a atenção dos prestadores de cuidados e de outros conhecidos das pessoas com perturbações psicológicas para que se mantenham cooperantes e aderentes ao plano de tratamento e tem de ser individualizada ou feita à medida de cada paciente ou de cada unidade familiar.[127] O conceito de psicoeducação é composto por quatro elementos:[156] 1. Informar o doente sobre a doença. 2. Treino de resolução de problemas. 3. Treino de comunicação. 4. Treino de auto-afirmação. Carey et al, no seu estudo realizado em Sheffield, Inglaterra, com o objetivo de reduzir o aumento de peso em pessoas com esquizofrenia, perturbação esquizoafetiva e primeiro episódio de psicose, demonstraram o processo de desenvolvimento da intervenção STructured lifestyle Education for People With SchizophrEnia (STEPWISE) como forma de psicoeducação para a gestão do peso.[157]

A psicoeducação para a má qualidade do sono sinergiza intervenções psicoterapêuticas e educativas que incentivam a resolução de problemas e a tomada de decisões activas, que são provavelmente mais úteis do que as intervenções de apoio emocional que aumentam a aceitação passiva da perturbação.[158] Kloss et al, na sua avaliação de um programa psico-educativo conhecido como "Sleep 101" para estudantes universitários na Pensilvânia, Estados Unidos, destinado a melhorar os conhecimentos sobre higiene do sono e a reduzir as crenças desadaptativas sobre o sono, referiram que os participantes mantinham menos crenças e atitudes desadaptativas sobre o sono, aumentavam os conhecimentos sobre higiene do sono e diminuíam a latência do início do sono, quando comparados com os controlos, e concluíram que os cursos psico-educativos breves podem ser uma forma rentável de aliviar os problemas actuais do sono e de prevenir problemas futuros em jovens adultos.[159]

Existem muitos folhetos e folhas de trabalho padronizados que têm sido aplicados para conseguir uma psicoeducação centrada no sono, mas as Estratégias Comportamentais do Sono e a Psicoeducação da Fundação Nacional do Sono dos Estados Unidos da América têm sido amplamente utilizadas pelos terapeutas e os seus componentes incluem o controlo de estímulos, a terapia cognitiva e a restrição do sono.[98] Esta abordagem padronizada da psicoeducação foi adoptada neste estudo.

CAPÍTULO TRÊS

MATERIAIS E MÉTODO

3.1. Local de estudo.

O estudo foi efectuado nas diferentes salas de aula da Faculdade de Medicina da Universidade de Bingham, situada no Hospital Universitário de Ensino de Bingham (BHUTH - antigo Hospital Evangélico ECWA), em Jos, na Nigéria. O hospital foi criado em 1959 e funciona como o braço clínico da faculdade de medicina da Universidade de Bingham. A Universidade de Bingham foi criada em 2005, com o ramo pré-clínico situado no campus principal em Karu, Nassarawa State. Em janeiro de 2020, o ramo clínico compreendia as classes 600, 500, 400A e 400B, sendo o número de estudantes em cada nível de 53, 49, 59 e 113, respetivamente, o que perfaz um total de 274 estudantes de medicina clínica no campus de Jos.

O Bingham University Teaching Hospital é um centro acreditado para a formação em medicina familiar pelo National Postgraduate Medical College da Nigéria e pelo West African College of Physicians. Também é acreditado pela Comissão Nacional de Universidades (NUC) para a formação de licenciados em medicina.

3.2. População do estudo.

A população do estudo era constituída por todos os estudantes de medicina clínica da Faculdade de Medicina da Universidade de Bingham, Jos, Nigéria.

### 3.3.	Desenho do estudo.

Este estudo foi realizado em duas fases. Na primeira fase, a proporção de estudantes de medicina clínica com uso problemático de smartphones foi determinada através de um estudo descritivo transversal realizado na primeira semana do estudo. Na segunda fase, o efeito da psicoeducação na qualidade do sono da coorte de estudantes de medicina com uso problemático de smartphones foi avaliado através de um estudo de coorte prospetivo que começou na segunda semana com a primeira sessão de psicoeducação. A segunda sessão foi então realizada na quinta semana, após a qual os participantes foram acompanhados durante seis semanas antes de avaliarem os seus resultados de qualidade do sono após a intervenção.

### 3.4.	Determinação da dimensão da amostra.

A primeira fase deste estudo foi um estudo transversal. Por conseguinte, a fórmula para calcular a dimensão da amostra para um resultado categórico foi utilizada da seguinte forma[160]

$$n = \frac{Z^2 p(1-p)}{d^2}$$

Onde: n = dimensão mínima da amostra.

Z = Estatística Z para um nível de confiança de 95% = 1,96

p = prevalência esperada da utilização problemática de smartphones; utilizando o estudo de Akpunne et al no Estado de Osun, Nigéria, a prevalência da utilização problemática de smartphones foi de 47,4%.[7] Por conseguinte, p = 0,474.

d = nível de exatidão = 0,05.

$$n = \frac{1,96^2 \times 0,474 \times (1-0,474)}{0,05^2} = 383.$$

Por conseguinte,

O número total de estudantes de medicina clínica no BHUTH em janeiro de 2020 era de 274, ou seja, menos de 10 000. Por conseguinte, para uma população finita inferior a 10 000, a dimensão mínima corrigida da amostra foi calculada da seguinte forma[160]

$$N = \frac{n}{1 + n/n_0}$$

Em que: N = dimensão da amostra ajustada para uma população inferior a 10 000

n = dimensão mínima calculada da amostra para uma população superior a 10 000 = 383;

$$N = \frac{383}{1+ 383/274}$$

$$= \frac{383}{1 + 1.4}$$

$$= \frac{383}{2.4}$$

$$= 160$$

Por conseguinte, 160 foi a dimensão mínima ajustada da amostra. Para ter em conta os dados em falta, adicionou-se 10% da dimensão mínima da amostra para obter o número total de participantes recrutados para o estudo.

$$\text{Hence, the total number recruited} = 160 + \frac{10 \times 160}{100}$$

$$= 160 + 16$$

$$= 176$$

Por conseguinte, foi recrutado um total de 176 participantes para este estudo.

Posteriormente, todos os participantes que foram identificados como tendo PSU no estudo transversal foram considerados elegíveis para a segunda fase do estudo, que foi um estudo de coorte prospetivo no qual os participantes foram acompanhados durante seis semanas após a intervenção.

3.5.   Critérios de seleção.

3.5.1. Critérios de inclusão.

- Todos os estudantes de medicina clínica que consentiram em participar no estudo.

3.5.2. Critérios de exclusão.

Não foram estabelecidos critérios de exclusão.

3.6.   Método de amostragem.

Foi efectuada uma amostragem estratificada em várias fases dos estudantes de medicina clínica. O número total de estudantes de medicina clínica no BHUTH em janeiro de 2020 era de 274, com 53, 49, 59 e 113 estudantes nas classes 600, 500, 400A e 400B, respetivamente.

O número proporcional de participantes em cada nível foi obtido através da seguinte fórmula: [161]

Dimensão do estrato × número total de participantes a recrutar.

Dimensão da população

Por conseguinte, o número total de participantes recrutados nos vários níveis foi o seguinte

Classe 600 = 53×176 = 34 participantes.

274

Classe 500 = 49×176 = 31 participantes.

$$\text{Turma 400A} = \frac{59 \times 176}{274} = 38 \text{ participantes.}$$

$$\text{e a turma 400B} = \frac{113 \times 176}{274} = 73 \text{ participantes.}$$

Primeira fase: Os alunos de cada turma foram seleccionados por um método aleatório simples para obter os participantes necessários para o estudo. Para o efeito, foi distribuída uma urna de voto com respostas "sim" e "não" escritas em pequenas folhas de papel, de acordo com o número de participantes necessário em cada nível. Foi pedido aos alunos que escolhessem uma das folhas de papel sem a substituir e os que escolhessem sim eram recrutados para o estudo.

Foram atribuídos números de série aos participantes seleccionados e foi-lhes pedido que incluíssem os seus números de telefone. Todo o processo de recrutamento foi efectuado pelo investigador nas diferentes salas de aula de cada turma.

Segunda fase: Os participantes com utilização problemática do smartphone foram identificados a partir das suas respostas na primeira fase do estudo e todos eles foram contactados por telefonemas e mensagens de texto.

3.7.   Protocolo do estudo.

O investigador explicou a natureza e o objetivo do estudo aos participantes em grupos dos vários níveis, enquanto esperavam pelas aulas nas suas salas de aula, com a ajuda da ficha de informação do participante (Anexo I). De seguida, o investigador obteve o consentimento informado por escrito (Anexo II) dos participantes recrutados e estes preencheram a Escala de Dependência de Smartphones - Versão Curta (SAS-SV) (Anexo III).

A Escala de Dependência de Smartphone - Versão Curta (SAS-SV), desenvolvida por Kwon e seus colaboradores, é composta por 10 itens com uma escala Likert de seis pontos que varia de 1: "discordo totalmente" a 6: "concordo totalmente"), com pontuações mais elevadas a indicar uma utilização problemática do smartphone. Os itens 1, 2, 4, 14, 15, 16, 17, 24, 29 e 33 da Escala de Dependência de Smartphone (SAS) original correspondem aos itens 1 - 10 da Escala de Dependência de Smartphone - Versão Abreviada (SAS-SV) (Anexo III), respetivamente. Os 10 itens são ainda subclassificados em seis componentes que representam as subescalas da Escala de Dependência de Smartphone - Versão Abreviada e estão resumidos abaixo:[3]

Quadro 1: Os componentes/subescalas da Smartphone Addiction Scale-Short Version.

Componentes	Descrição	Artigos
Perturbações da vida quotidiana.	Interrupção significativa da atividade diária e do trabalho.	1,2, 7
Antecipação positiva.	Aguardando ansiosamente para retomar a utilização do smartphone.	6
Retirada	Experiências físicas e mentais que ocorrem quando se pára ou reduz a utilização de smartphones.	4,5
Relações orientadas para o ciberespaço	Outros significativos derivados da Internet.	8
Utilização excessiva	Utilização excessiva de smartphones a um nível significativo.	3,9
Tolerância	Efeito nitidamente diminuído com a utilização continuada de smartphones.	10

As pontuações obtidas a partir das respostas aos itens individuais (mínimo de 1 e máximo de 6) foram somadas para obter a pontuação total (mínimo de 10 e máximo de 60). Akpunne et al, no Estado de Osun, na Nigéria, referiram que a SAS-SV era sensível ao género e tinha propriedades psicométricas aceitáveis para a população nigeriana, sendo o ponto de corte para a utilização problemática de smartphones $\geq 43,2$ para os homens e $\geq$ 41,8 para as mulheres.[162] Isto implicou que os participantes foram classificados em dois grupos com base nas suas respostas à Smartphone Addiction Scale-Short Version como aqueles com utilização problemática de smartphones com uma pontuação de dependência de smartphones de 43,2 e superior para os homens e 41,8 e superior para as mulheres e aqueles sem utilização problemática de smartphones com uma pontuação de dependência de smartphones inferior a 43,2 para os homens e inferior a 41,8 para as mulheres. Os componentes aos quais cada participante atribuiu as pontuações mais elevadas foram também registados como o componente dominante.

No final da primeira fase de recrutamento, 162 participantes preencheram e devolveram os questionários, sendo 32, 30, 35 e 65 participantes provenientes dos níveis 600, 500, 400A e 400B, respetivamente. Depois de os questionários terem sido devolvidos e recolhidos na linha de base, 16 participantes no estudo foram identificados como tendo uma utilização problemática do smartphone. Foram contactados através dos seus números de telefone e todos consentiram em avançar para a segunda fase do estudo. A qualidade do sono dos participantes que consentiram na segunda fase do estudo foi então avaliada utilizando o Índice de Qualidade do Sono de Pittsburgh (PSQI) (Anexo IV). O Índice de Qualidade do Sono de Pittsburgh (PSQI) foi desenvolvido pelo Dr. Daniel J. Buysse e colaboradores do Instituto e Clínica Psiquiátrica Ocidental da

Universidade de Pittsburgh no final da década de 1980 e examina o sono durante o último mês, sendo constituído por 19 itens auto-avaliados e 5 itens avaliados pelo colega de quarto do participante, agrupados em 7 componentes, cada um dos quais pontuado numa escala de quatro pontos de 0 (sem dificuldade) a 3 (dificuldade grave).[135] Os 19 itens auto-avaliados são os únicos itens que contribuem para a pontuação total, enquanto os itens 20 a 24, que são as opiniões dos colegas de quarto sobre o hábito de sono do participante, não contribuem para a pontuação do PSQI. As pontuações dos componentes são derivadas da seguinte forma:

Componente 1: Qualidade subjectiva do sono - pergunta 9.

Componente 2: Latência do sono - perguntas 2 e 5a.

Componente 3: Duração do sono - pergunta 4.

Componente 4: Eficiência do sono - perguntas 1, 3 e 4.

Componente 5: Perturbações do sono - perguntas 5b, 5c, 5d, 5e, 5f, 5g, 5h, 5i, 5j.

Componente 6: Utilização de medicação para dormir - pergunta 6.

Componente 7: Disfunção diurna - perguntas 7 e 8.

A soma dos sete componentes resultará numa pontuação global do PSQI que varia entre 0 (sono de alta qualidade) e 21 (sono de baixa qualidade), sendo que uma pontuação global do PSQI superior a 5 é considerada indicativa de má qualidade do sono.[136] Por conseguinte, os participantes foram classificados em dois grupos: os que tinham uma boa qualidade de sono, com uma pontuação do PSQI inferior ou igual a 5, e os que tinham uma má qualidade de sono, com uma pontuação do PSQI superior a 5.

De seguida, foram obtidas as medidas antropométricas dos participantes com utilização problemática do smartphone. As suas alturas foram registadas com uma precisão de 0,01 m com um estadiómetro Seca 213 da Seca worldwide, que foi posicionado numa superfície plana. Pediu-se aos participantes que tirassem os sapatos e os calcanhares foram colocados contra uma parede, tendo sido efectuadas as leituras. Os pesos foram registados com uma aproximação de 0,1 kg, depois de os participantes terem retirado quaisquer objectos dos bolsos e se terem apoiado na balança. A balança, Taylor Lithium Scale 7506, foi também colocada numa superfície plana e horizontal. A leitura foi efectuada de pé, em frente dos participantes, e a marca zero foi verificada após cada leitura para garantir a exatidão. O Índice de Massa Corporal de base de cada participante foi calculado dividindo o peso obtido em kg pela altura obtida em m^2 . Os Índices de Massa Corporal calculados foram depois classificados utilizando a classificação definida pelos Centros de Prevenção e Controlo de Doenças.[164] Esta classificação do IMC é apresentada de seguida:

- Menos de 18,5 kg/m^2 : gama de baixo peso.

- 18,5 a 25kg/m^2 : intervalo de peso normal.

- 25,0 a 30kg/m^2 : intervalo de excesso de peso.

- 30,0 kg/m^2 ou superior: faixa de obesidade. Este intervalo subdivide-se ainda em categorias:

    a) Classe 1: IMC de 30 a < 35kg/m^2

    b) Classe 2: IMC de 35 a < 40kg/m^2

    c) Classe 3: IMC de 40kg/m^2 ou superior, que é por vezes classificado como obesidade "grave".

As suas respostas à ingestão de substâncias de abuso, cuja pergunta foi incluída no questionário que continha o índice de qualidade do sono de Pittsburgh, foram também obtidas no local, tal como nas suas salas de aula.

De seguida, o investigador organizou os participantes em grupos de acordo com as suas diferentes classes. Foi-lhes ministrada uma psicoeducação de grupo baseada nas Estratégias Comportamentais do Sono da Fundação Nacional do Sono dos Estados Unidos,[100] , pelo investigador juntamente com um psicólogo que não estava envolvido no estudo. A sessão de psicoeducação durou cerca de 60 minutos. Um resumo do manual padronizado do Behavioral Sleep Strategies utilizado neste estudo é o seguinte:

<u>Controlo de estímulos</u>

1. Utilizar um ambiente escuro, silencioso e confortável para dormir.

2. Adotar uma rotina regular para a hora de dormir.

3. Não comer ou beber demasiado perto da hora de deitar. Evitar alimentos gordos perto da hora de deitar.

4. Utilizar a cama e o quarto apenas para dormir e para o romance (evitar o tempo de ecrã e comer no quarto).

5. Evitar estimulantes como o café, a coca-cola, o chá, os refrigerantes com elevado teor de açúcar, o álcool, a nicotina e os medicamentos, por exemplo, diuréticos e antidepressivos, especialmente perto da hora de deitar.

6. Evitar sestas ao fim da tarde ou à noite.

7. O exercício físico não deve ser efectuado nas três horas que antecedem a hora de deitar.

8. Mantenha um diário de sono para identificar os seus hábitos e padrões de sono que pode partilhar com o seu terapeuta.

<u>Terapia cognitiva.</u>

1. Desenvolver pensamentos e crenças positivas sobre o sono

2. Domínio de técnicas de relaxamento como

- Relaxamento muscular progressivo para aliviar a tensão muscular.

- Respiração diafragmática

- Treino autogénico para aumentar o fluxo sanguíneo nas pernas e nos braços

- Meditação e imagens guiadas.

<u>Restrição do sono.</u>

1. Quando não conseguir dormir, não fique na cama.

2. Mantenha horários regulares para dormir e acordar.

3. Deitar-se mais tarde e levantar-se mais cedo para aumentar as necessidades de sono.

4. Não compensar a perda de sono.

Foram dadas tarefas aos participantes que incluíam a manutenção de diários de sono. Os participantes foram também aconselhados a reduzir o consumo de café e a deixar de consumir álcool.

Após duas semanas, 15 dos 16 participantes com utilização problemática do smartphone estavam dispostos e disponíveis para a segunda sessão de psicoeducação, que foi efectuada pelo investigador como seguimento da primeira sessão de psicoeducação. Os participantes fizeram uma revisão das questões levantadas durante a primeira sessão de psicoeducação. Também deram feedback sobre a sua higiene do sono e os seus diários de sono, bem como sobre as estratégias de modificação do estilo de vida, como a redução do consumo de café e a gestão do stress. O participante que estava ausente viajou para fora da escola e não regressou nesse período.

Após as sessões de psicoeducação, os questionários PSQI foram utilizados para obter a qualidade do sono pós-intervenção dos participantes que tiveram as duas sessões de psicoeducação, seis semanas após a qualidade do sono de base, de acordo com o intervalo relatado na revisão sistemática de intervenções psicológicas para melhorar o sono em estudantes universitários por Friedrich et al na Alemanha.[17] As pontuações foram comparadas com as pontuações obtidas na linha de base. As medições de peso e altura e os Índices de Massa Corporal destes participantes foram então obtidos novamente, tal como descrito anteriormente.

3.8.   Análise dos dados:

Todas as análises estatísticas foram efectuadas com recurso ao SPSS (Statistical Package for Social Sciences) versão 27.0 (SPSS Inc., Chicago, IL, EUA). Foram utilizadas frequências e percentagens para analisar variáveis categóricas, como a idade, o sexo e as classes dos participantes, enquanto as médias e os desvios-padrão foram utilizados para analisar variáveis contínuas, como as pontuações do SAS-SV, os índices de massa corporal e as pontuações do PSQI. A prevalência do uso problemático de smartphones também foi obtida. Foram utilizadas análises de correlação de Pearson para determinar a relação entre a utilização problemática de smartphones e as pontuações de qualidade do sono de base dos participantes, ajustando para factores de confusão. Também foi utilizada para determinar a relação entre os índices de massa corporal e as pontuações de qualidade do sono dos participantes no estudo com utilização problemática de smartphones na fase inicial e durante seis semanas. Por fim, foi utilizado um teste t de duas amostras com cauda direita para comparar as pontuações de qualidade do sono na linha de base e pós-intervenção dos participantes, enquanto um teste t de duas amostras com cauda dupla foi utilizado para comparar os Índices de Massa Corporal na linha de base e pós-intervenção dos participantes. Um valor de P padrão < 0,05 foi considerado estatisticamente significativo.

3.9.   Considerações éticas.

1. A aprovação para a realização do estudo foi obtida junto do Comité de Ética para a Saúde e a Investigação do Hospital Universitário de Ensino de Bingham, Jos, Estado de Plateau. (Anexo V)

2. Foi obtido o consentimento informado por escrito dos participantes. (Apêndice II)

3. A confidencialidade e o anonimato foram assegurados, uma vez que os participantes não escreveram os seus nomes no questionário, tendo-lhes sido atribuídos números de série.

4. Os participantes eram livres de abandonar o estudo em qualquer fase do mesmo.

5. Os dados gerados foram mantidos confidenciais através de diferentes meios em diferentes fases do estudo: os participantes não foram obrigados a incluir os seus nomes nos questionários, os

questionários foram destruídos assim que os dados necessários foram recolhidos, de modo a que os números de telefone dos participantes não fossem associados a eles por qualquer pessoa para além do investigador, a utilização de um computador protegido por palavra-passe e encriptado, acessível apenas ao investigador, para armazenar ficheiros com dados electrónicos, incluindo os números de telefone dos participantes e, por último, a informação de outros membros do pessoal de investigação, incluindo o psicólogo e o estatístico, sobre os métodos aprovados pelo Conselho de Revisão Institucional da Nigéria para gerir e armazenar os dados da investigação.

CAPÍTULO QUATRO

RESULTADOS

4.1. Introdução.

O estudo foi realizado de novembro de 2020 a janeiro de 2021. Dos 176 estudantes que foram recrutados para participar no estudo, 162 preencheram e devolveram o questionário do estudo. A segunda fase do estudo foi realizada em 16 participantes do estudo que foram encontrados para ter uso problemático de smartphones e estavam dispostos a participar mais no estudo. Um participante não foi submetido à segunda sessão de psicoeducação, restando 15 participantes que concluíram o estudo.

A figura 1 representa o fluxograma do estudo.

Explanation of the nature and purpose of the study to all the Clinical students in their different lecture halls.

Students recruited (176)

Completed the Questionnaires (162).

600 class (32)   500 class (30   400A class (35)   400B class (65)

Participants with problematic smartphone use(16).

600 class (3)   500 class (5)   400A class (3)   400B class (5)

Baseline sleep quality + Anthropometric measurements

First session of psychoeducation given. (n = 16)

After 2 weeks.

Second session of psychoeducation given. (n = 15)

After 6 weeks

Post-intervention sleep quality + Anthropometric measurements

4.2. Características sócio-demográficas dos participantes no estudo.
4.2.1. Idade

A faixa etária dos participantes era de 19 a 28 anos, com uma idade média de 22,7 ± 2,1 anos. O número de participantes com idades compreendidas entre os 16 e os 20 anos foi de 22 (15,4%). A maioria dos participantes, 106 (74,1%), tinha idades compreendidas entre os 21 e os 25 anos, enquanto 15 (10,5%) participantes tinham idades compreendidas entre os 26 e os 30 anos.

4.2.2. Sexo

Os estudantes do sexo feminino constituíam 75 (47,2%) dos participantes no estudo, enquanto 84 (52,8%) eram estudantes do sexo masculino, o que corresponde a um rácio homem:mulher de 1,1:1.

O quadro 2 resume as características sociodemográficas dos participantes no que respeita à idade e ao sexo.

Tabela 2: Características sócio-demográficas dos participantes no estudo.

Características	Não.	%
Idade (anos):		
16 - 20	22	15.4
21 - 25	106	74.1
26 - 30	15	10.5
Sexo		

| Masculino | 84 | 52.8 |
| Feminino | 75 | 47.2 |

4.3. Prevalência da utilização problemática de smartphones entre os participantes no estudo.

Com base no valor de corte para a dependência patológica de smartphones referido por Akpunne et al,[154] a prevalência da utilização problemática de smartphones entre os participantes no estudo foi de 9,9% (16 participantes), enquanto 146 (90,1%) não tinham uma utilização problemática de smartphones.

A prevalência da utilização problemática de smartphones entre os participantes no estudo é ilustrada na Figura 2 abaixo:

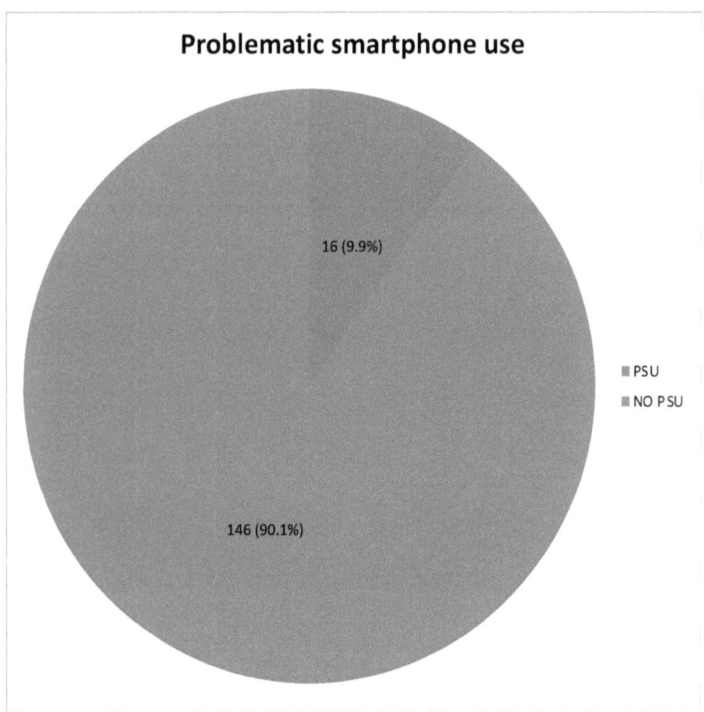

Figura 2: Prevalência da utilização problemática de smartphones entre os participantes no estudo.

4.4 Distribuição da utilização problemática de smartphones entre os participantes no estudo.

4.4.1 Idade.

A maioria (10, 62,5%) dos 16 participantes com utilização problemática de smartphones tinha idades compreendidas entre os 21 e os 25 anos. O menor número de participantes com utilização problemática de smartphones tinha idades compreendidas entre os 16 e os 20 anos e constituía 2 (12,5%) deles. Não houve diferença estatisticamente significativa na distribuição etária entre os participantes com uso problemático de smartphones e os que não o tinham (p = 0,460).

4.4.2 Sexo.

A maioria dos participantes com utilização problemática de smartphones era do sexo feminino, constituindo 10 (62,5%) dos 16 participantes com utilização problemática de smartphones. Não houve diferença estatisticamente significativa na distribuição por sexo entre os participantes com uso problemático de smartphones e os que não o tinham (p = 0,100).

4.4.3 Classes.

As turmas com o maior número de participantes com utilização problemática de smartphones foram as turmas 500 e 400B, com 5 (31,3%) de cada um dos 16 participantes com utilização problemática de smartphones. Não se registou uma diferença estatisticamente significativa na distribuição por turmas dos participantes com utilização problemática de smartphones e dos participantes sem utilização problemática de smartphones (p = 0,577).

A Tabela 3 abaixo ilustra a distribuição da utilização problemática de smartphones entre os participantes no estudo.

Tabela 3: Distribuição do uso problemático de smartphones entre os participantes do estudo.

Característica s	Utilização problemática do smartphone		Total	Qui-quadrado	valor de p
	Sim (n:16) Não. (%)	Não (n: 146) Não. (%)	(N: 162) Não. (%)		
Idade (anos)				1.55	0.460
16 - 20	2 (12.5)	26 (17.8)	28 (17.2)		
21 - 25	10 (62.5)	100 (68.5)	110 (67.9)		
26 - 30	4 (25.0)	20 (13.7)	24 (14.8)		
Sexo				2.69	0.100
Masculino	6 (37.5)	86 (58.9)	92 (56.8)		
Feminino	10 (62.5)	60 (41.1)	70 (43.2)		

Classe			1.98	0.577
Classe 600	3 (18.7)	29 (19.9)	32 (19.8)	
Classe 500	5 (31.3)	25 (17.1)	30 (18.5)	
Classe 400A	3 (18.7)	32 (21.9)	35 (21.6)	
Classe 400B	5 (31.3)	60 (41.1)	65 (40.1)	

4.5 Padrão de utilização problemática do smartphone entre os participantes no estudo.

Dos 16 participantes no estudo com utilização problemática de smartphones, 4 (24,9%) tiveram a maior perturbação do sono devido à utilização excessiva dos seus smartphones, enquanto a perturbação da vida quotidiana, a antecipação positiva e a tolerância tiveram o menor número, com 2 (12,5%) dos participantes no estudo a referirem-nas como a sua componente dominante.

Este facto é ilustrado no Quadro 4:

Tabela 4: Padrão de utilização problemática do smartphone entre os participantes no estudo.

Componente PSU	Não.	%
Perturbações da vida quotidiana	2	12.5
Antecipação positiva	2	12.5
Retirada	3	18.8
Relações orientadas para o ciberespaço	3	18.8
Utilização excessiva	4	24.9
Tolerância	2	12.5

4.6 Índices de massa corporal de base dos participantes do estudo com utilização problemática de smartphones.

Doze (75%) dos 16 participantes do estudo com utilização problemática do smartphone estavam dentro do intervalo normal do IMC, enquanto 1 (6%) destes participantes tinha peso a menos na linha de base. 2 (13%) destes participantes tinham excesso de peso, enquanto 1 (6%) participante tinha obesidade de classe I. Esta situação é ilustrada na Figura 3 abaixo:

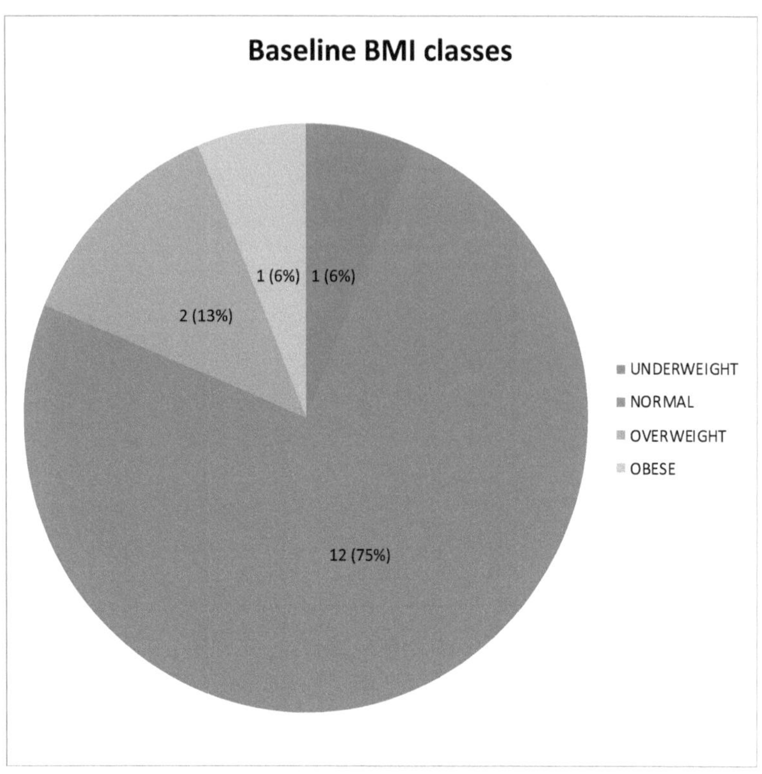

Figura 3: Índices de massa corporal de base dos participantes do estudo com utilização problemática de smartphones. N = 16.

4.7 Pontuações de qualidade do sono de base dos participantes no estudo com utilização problemática do smartphone.

Apenas 2 (12%) dos 16 participantes do estudo com utilização problemática de smartphones referiram ter uma boa qualidade de sono na linha de base, com uma pontuação do PSQI inferior ou igual a 5, enquanto os restantes 14 (88%) tinham uma má qualidade de sono, com uma pontuação do PSQI superior a 5. A pontuação média do PSQI na linha de base foi de 7,1 ± 3,0. A Figura 4 resume esta situação:

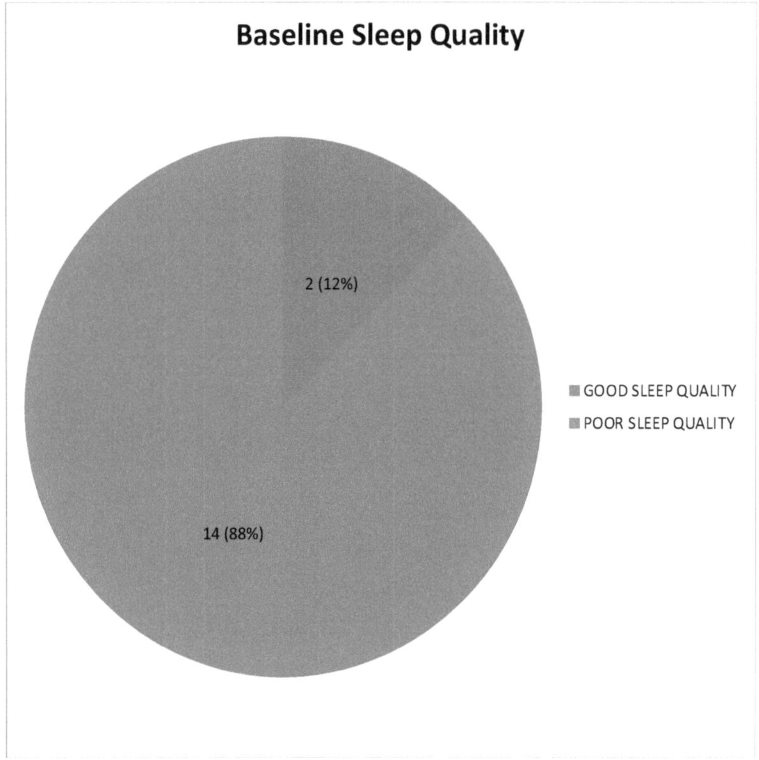

Figura 4: Pontuações de qualidade do sono na linha de base dos participantes do estudo com utilização problemática do smartphone. N = 16.

4.8 Relação entre a utilização problemática do smartphone e as pontuações de qualidade do sono de base dos participantes no estudo com utilização problemática do smartphone.

De acordo com os seus componentes dominantes, a pontuação média mais elevada da qualidade do sono na linha de base foi de 8,0 e foi registada entre 4 (24,9%) participantes que tinham o uso excessivo como componente dominante, enquanto a pontuação média mais baixa na linha de base foi de 6,0 e foi calculada entre os 2 (12,5%) participantes que tinham a perturbação da vida diária como componente dominante. Verificou-se uma relação estatística significativa entre as pontuações de dependência de smartphones dos participantes com utilização problemática de smartphones e as suas pontuações médias de base do PSQI, uma vez que uma maior dependência de smartphones foi associada a uma pior qualidade do sono (p = 0,03).

O quadro 5 abaixo ilustra melhor este facto.

Tabela 5: Relação entre o uso problemático de smartphones e os resultados da qualidade do sono na linha de base dos participantes do estudo com uso problemático de smartphones.

Componente da PSU	Não.	%	PSQI médio de base	Valor P
Perturbações da vida quotidiana	2	12.5	6.0	0.03
Antecipação positiva	2	12.5	7.5	

Retirada	3	18.8	6.2
Relações orientadas para o ciberespaço	3	18.8	6.4
Utilização excessiva	4	24.9	8.0
Tolerância	2	12.5	6.1

Coeficiente de correlação de Pearson, *r* (14) = 0,53.

4.9 Correlação entre os Índices de Massa Corporal de base e as pontuações de qualidade do sono dos participantes do estudo com utilização problemática de smartphones.

De acordo com as suas classes de Índice de Massa Corporal, a pontuação média mais elevada da qualidade do sono na linha de base foi de 11,0, registada entre os participantes com obesidade de classe 1, enquanto os 2 participantes com excesso de peso tiveram a pontuação média mais baixa da qualidade do sono na linha de base, de 6,0. Não houve uma relação estatística significativa entre os Índices de Massa Corporal dos participantes com utilização problemática de smartphones e as suas pontuações PSQI (p = 0,56) na linha de base. A Tabela 6 abaixo ilustra este facto:

Tabela 6: Correlação entre os Índices de Massa Corporal basais e as pontuações de qualidade do sono dos participantes do estudo com uso problemático de smartphones.

Categoria IMC	Não.	%	PSQI médio de base	Valor P
Baixo peso	1	6	7.2	0.56
Normal	12	75	6.2	
Excesso de peso	2	13	6.0	
Obeso	1	6	11.0	

Coeficiente de correlação de Pearson, *r* (14) = 0,16

4.10 Pontuações da qualidade do sono pós-intervenção dos participantes do estudo com utilização problemática do smartphone.

Após a intervenção, 3 (20%) dos 15 participantes do estudo com uso problemático de smartphones que tiveram as duas sessões de psicoeducação relataram ter boa qualidade de sono com uma pontuação PSQI de no máximo 5, enquanto os 12 restantes (80%) tiveram má qualidade de sono com uma pontuação PSQI de mais de 5. A pontuação média do PSQI foi de 6,0 ± 2,1.

Este facto é resumido na Figura 6 abaixo:

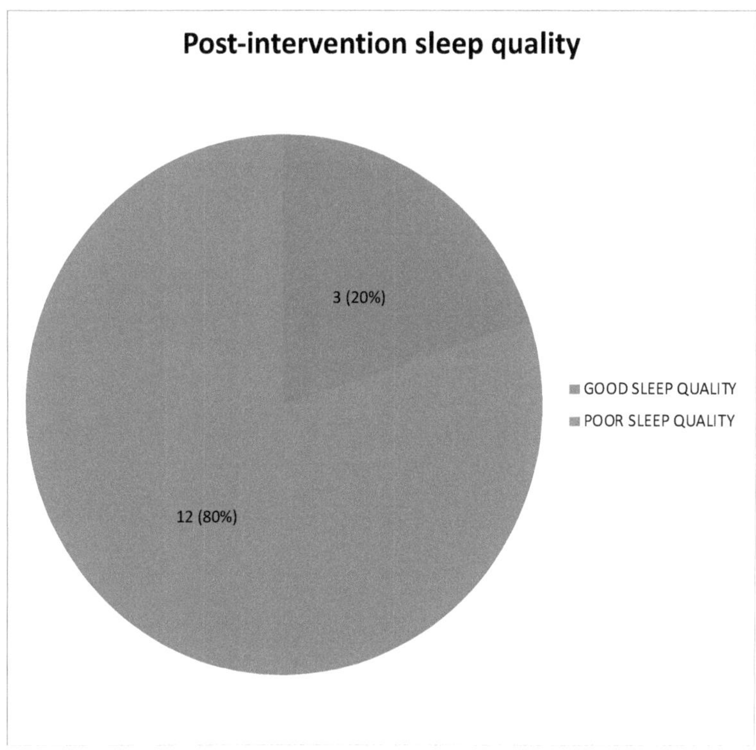

Figura 5: Pontuações da qualidade do sono pós-intervenção dos participantes do estudo com utilização problemática do smartphone.

4.11 Índices de massa corporal pós-intervenção dos participantes do estudo com utilização problemática de smartphones.

Após a intervenção, 8 (53%) dos 15 participantes do estudo que tiveram as duas sessões de psicoeducação estavam dentro da faixa normal de IMC, enquanto 1 (7%) desses participantes tinha obesidade de classe 1. 4 (27%) destes participantes tinham excesso de peso, enquanto 2 (13%) participantes tinham obesidade de classe I. Esta situação é ilustrada na Figura 3 abaixo:

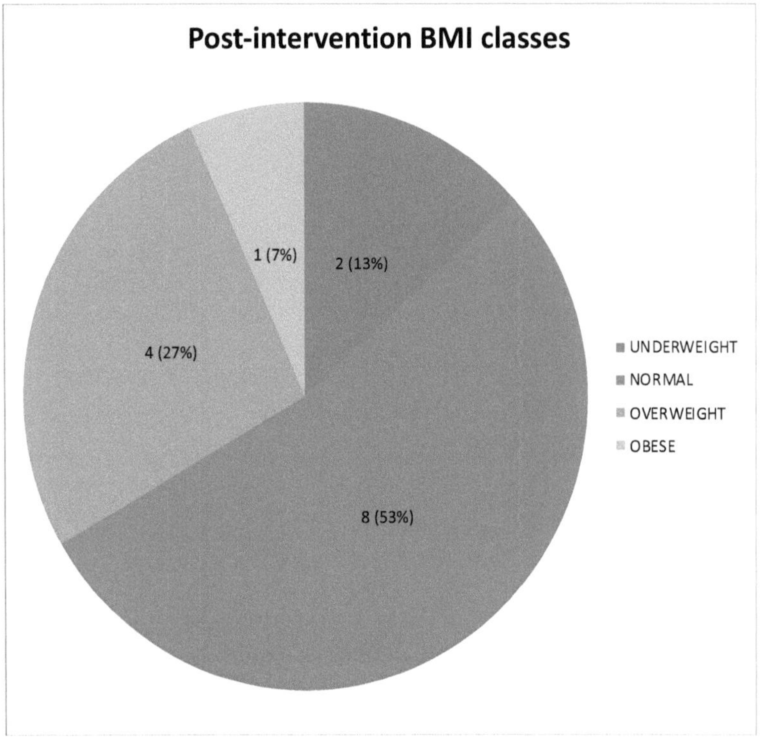

Figura 6: Índices de massa corporal pós-intervenção dos participantes do estudo com uso problemático de smartphones. N = 15.

4.12 Correlação entre os índices de massa corporal pós-intervenção e as pontuações de qualidade do sono dos participantes do estudo com utilização problemática de smartphones.

No que diz respeito às classes do Índice de Massa Corporal, a pontuação média mais elevada da qualidade do sono pós-intervenção foi de 10,2 e foi registada no participante com obesidade de classe 1, enquanto os 4 participantes com excesso de peso tiveram uma pontuação média da qualidade do sono pós-intervenção de 5,9, que foi a menor. Não houve uma relação estatística significativa entre os índices de massa corporal pós-intervenção e as pontuações finais do PSQI (p=0,51)

O quadro 7 ilustra este facto:

Tabela 7: Correlação entre os índices de massa corporal pós-intervenção e as pontuações de qualidade do sono dos participantes do estudo com uso problemático de smartphones.

Classe de IMC	Não.	%	Média pós-intervenção PSQI	Valor P
Baixo peso	2	13	6.9	0.15
Normal	8	53	6.0	

Excesso de peso	4	27	5.9
Obeso	1	7	10.2

Coeficiente de correlação de Pearson, *r* (13) = 0,18.

4.13 Comparação entre as pontuações da qualidade do sono na linha de base e na pós-intervenção dos participantes no estudo com utilização problemática do smartphone.

Após a intervenção, o número de participantes com má qualidade de sono diminuiu de 14 (88%) para 12 (80%), enquanto o número de participantes com boa qualidade de sono aumentou de 2 (12%) para 3 (20%). A pontuação média do PSQI também diminuiu de 7,1 para 6,0, sendo a magnitude da diferença média (tamanho do efeito = 0,42). No entanto, não houve diferença estatisticamente significativa suficiente entre as pontuações do PSQI obtidas na linha de base e as obtidas após a intervenção. (p = 0.122).

O quadro 8 ilustra este facto:

Tabela 8: Comparação entre as pontuações de qualidade do sono na linha de base e pós-intervenção dos participantes do estudo com utilização problemática de smartphones.

Qualidade do sono base (PSQI)	Linha de		Pós-intervenção		valor de p
	Não.	%	Não.	%	
Mau (PSQI > 5)	14	88	12	80	0.122
Bom (PSQI ≤ 5)	2	12	3	20	

Teste t de duas amostras com cauda direita, $t_{26.9} = 0{,}92$. Efeito = 0,42

4.14 Comparação entre os Índices de Massa Corporal basal e pós-intervenção dos participantes do estudo com utilização problemática de smartphones.

O número de participantes com Índices de Massa Corporal dentro do intervalo normal diminuiu de 12 (75%) para 8 (53%), enquanto os participantes com excesso de peso aumentaram de 2 (13%) para 4 (27%) após a intervenção. Os participantes obesos e com baixo peso permaneceram 1 (6%) cada. No entanto, a magnitude observada da diferença entre os Índices de Massa Corporal na linha de base e após a intervenção foi pequena (tamanho do efeito = 0,12) e não houve diferença estatisticamente significativa entre eles. (p = 0.737).

Os pormenores são apresentados no quadro 10 infra:

Tabela 10: Comparação entre os Índices de Massa Corporal basal e pós-intervenção dos participantes do estudo com utilização problemática de smartphones.

Classe de IMC	Linha de base			Pós-intervenção			Valor P
	Não.	**%**	**Pontuaç ão média do PSQI**	**N ão.**	**%**	**Pontuaç ão média do PSQI**	
Baixo peso	1	6	7.2	2	13	6.9	0.737
Normal	12	75	6.2	8	53	6.0	
Excesso de peso	2	13	6.0	4	27	5.9	
Obeso	1	6	11.0	1	7	10.2	

Teste t de duas amostras bicaudais, $t_{28.9} = -0,34$. Efeito = 0,12.

CAPÍTULO CINCO

DISCUSSÃO, CONCLUSÃO E RECOMENDAÇÕES

5.1. Discussão.

5.1.1. Introdução.

A utilização problemática de smartphones (PSU) é descrita como a incapacidade de controlar a utilização de smartphones, apesar dos efeitos negativos, que incluem resultados financeiros, psicológicos, físicos e sociais prejudiciais para os utilizadores, e pode ser diagnosticada com a ajuda de quatro propriedades: comportamentos compulsivos, deficiência funcional, tolerância e abstinência.[2] A utilização problemática de smartphones é uma forma emergente de dependência.[164] Ibrahim et al concluíram, no seu estudo destinado a determinar se a caraterística de autocontrolo é importante para os resultados de saúde da utilização problemática da Internet entre estudantes recrutados em grandes universidades públicas e privadas da Nigéria, que a utilização problemática da Internet é um fator determinante significativo de resultados negativos para a saúde. [165]

Os telemóveis inteligentes são dispositivos utilizados para a comunicação e o entretenimento que têm consequências para a saúde mental dos utilizadores intensivos e, por conseguinte, devem ser utilizados com moderação pelos utilizadores para minimizar esses resultados adversos.[166]

109

A utilização de telemóveis inteligentes pode causar alguns problemas a algumas pessoas devido à disponibilidade de uma ligação constante à Internet, à dependência das aplicações, às propriedades da tecnologia, como o acesso fácil, a possibilidade de escapar à vida quotidiana, a possibilidade de não ser identificado enquanto está em linha e os alertas e mensagens recorrentes combinados com factores psicológicos pessoais.[28]

A utilização de smartphones é predominante entre os estudantes de medicina e espera-se que continue a aumentar no futuro devido à utilização crescente da aprendizagem em linha nos currículos de licenciatura de algumas escolas de medicina e à utilização de aplicações médicas no ensino e na avaliação dos estudantes de medicina.[52] Olawade et al, no seu estudo de caso sobre a dependência da Internet entre estudantes universitários nigerianos durante o confinamento devido à COVID-19, identificaram como factores de risco para a utilização problemática de smartphones o tédio, o encerramento das escolas, a limitação de movimentos, a diminuição dos compromissos e a cessação dos subsídios dados aos estudantes.[167]

A qualidade do sono foi descrita por Kline como a satisfação do indivíduo com a experiência do sono, integrando aspectos do início do sono, da manutenção do sono, da quantidade de sono e do conforto ao acordar.[9]

Pode ser avaliada subjetivamente através do Diário de Sono de Consenso e do Índice de Qualidade do Sono de Pittsburgh e objetivamente através de polissonografia e actigrafia.[10] A duração do sono de 7 a 9 horas num adulto jovem é essencial para o funcionamento normal e saudável do organismo.[168] Esan et al, no seu estudo sobre a importância da qualidade do sono em doentes bipolares eutímicos da Nigéria, referiram que existia uma associação significativa entre a má qualidade do sono e a qualidade subjectiva do sono, a utilização de medicação para dormir e a disfunção diurna entre os participantes.[169] Nos estudantes, especialmente nos estudantes de medicina clínica, um sono adequado tem sido associado a um melhor funcionamento cognitivo e mental, bem como ao bem-estar geral.[129] Por outro lado, um sono deficiente pode levar a adormecer nas aulas, à falta de energia, à falta de atenção, a um pior desempenho académico, a uma redução da função cognitiva executiva e a um aumento dos sintomas de depressão.[15] Edinyang et al, no seu estudo destinado a correlacionar a qualidade do sono e o desempenho académico de estudantes do ensino básico superior em estudos sociais no Estado de Cross River, na Nigéria, concluíram que a qualidade do sono tem impacto no desempenho académico dos estudantes.[170] Além disso, Agu et al, ao determinarem o impacto dos padrões de sono no desempenho académico dos estudantes de medicina da Faculdade de Medicina da Universidade da Nigéria, na Nigéria, referiram que a fraca duração do sono, a longa latência e a fraca qualidade do sono afectavam negativamente o desempenho académico dos estudantes.[171]

O conhecimento dos comportamentos que facilitam o sono parece ser mínimo entre os estudantes, o que sugere a necessidade de um trabalho contínuo de promoção da saúde entre esta população.[16] Existem três opções para o tratamento dos distúrbios do sono: farmacoterapia, psicofarmacoterapia e psicoterapia, que inclui a psicoeducação.[10] A psicoeducação para a má qualidade do sono sinergiza intervenções psicoterapêuticas e educativas que reforçam a resolução de problemas e a tomada de decisões activas, que são provavelmente mais benéficas do que as intervenções de apoio emocional que encorajam a aceitação passiva da perturbação.[158] A psicoeducação centrada no sono visa ajudar os participantes a compreender o processo do sono, o impacto do sono deficiente, a higiene do sono, incluindo a utilização adequada de smartphones, e a ultrapassar as respostas mal-adaptativas aos problemas do sono.[17]

A disponibilidade de smartphones e a possibilidade de os utilizar ao fim da tarde e à hora de deitar podem alterar profundamente os padrões de sono do indivíduo.[14] A utilização prolongada de um smartphone pode competir com o sono e perturbá-lo, levando a uma tendência para um sono insuficiente e a uma diminuição da qualidade do sono.[15] As luzes do telemóvel ou da televisão perturbam o ritmo circadiano natural do corpo, causando uma perturbação do relógio interno.[15]

São necessários esforços para melhorar o reconhecimento da má qualidade do sono e da utilização problemática do smartphone nos estudantes de medicina. Além disso, as modalidades para melhorar a qualidade do sono neste contexto consistem em aconselhamento não estruturado orientado para o sono, com ou sem farmacoterapia, o que tem produzido resultados abaixo do ideal. Por conseguinte, é necessário explorar a melhor prática baseada em provas para melhorar a qualidade do sono e avaliar a sua eficácia e viabilidade nesta população, a fim de melhorar a sua qualidade de vida, produtividade e esperança de vida.

Foram realizados muitos estudos para determinar o peso da utilização problemática de smartphones e da má qualidade do sono entre os jovens na Nigéria, com os respectivos factores associados e preditores,[7,13,71,115-123] mas este estudo é um dos poucos que exploram mais aprofundadamente a gestão da má qualidade do sono, em particular entre os estudantes de medicina.

5.1.2. Características sócio-demográficas dos participantes no estudo.

A faixa etária dos participantes era de 19 a 28 anos, com uma idade média de 22,7 ± 2,1 anos, sendo que a maioria dos participantes, 106 (74,1%), tinha entre 21 e 25 anos. A maioria dos estudantes de medicina clínica situa-se neste grupo etário. Este valor é semelhante ao da faixa etária referida por Yaqoot et al. na Austrália, no seu estudo destinado a explorar as diferenças de género na qualidade do sono de 3 778 jovens adultos, em que os participantes tinham 20,6 ± 0,86 anos.[11] A semelhança com este estudo pode dever-se ao facto de a população estudada também ser constituída por jovens adultos.

No entanto, esta faixa etária é mais elevada do que a indicada por Balogun et al. num estudo que envolveu 575 jovens pré-universitários em Ibadan, na Nigéria, em que a idade média dos participantes era de 17,4 ± 2,0 anos.[41] O facto de a participação neste estudo se ter restringido apenas aos estudantes de medicina clínica, enquanto Balogun et al incluíram todos os jovens que terminaram o ensino secundário e que podem ainda não ter iniciado os seus estudos universitários, pode explicar esta disparidade.

5.1.3. Prevalência e distribuição do uso problemático de smartphones.

A prevalência da utilização problemática do smartphone entre os participantes no estudo foi de 9,9%, o que está em desacordo com estudos anteriores. Por exemplo, Ayandele et al comunicaram que a prevalência era tão baixa como 1,01% entre estudantes universitárias em duas instituições superiores no sudoeste da Nigéria em 2020,[42] enquanto Sethhuraman et al comunicaram que era tão elevada como 85,4% entre estudantes de medicina indianos em 2018.[57] Além disso, Akpunne et al, em 2019, registaram uma prevalência de 47,4% entre estudantes universitários de quatro universidades no Estado de Osun, na Nigéria,[7] Balogun et al, em 2020, registaram uma prevalência de 46,7% entre jovens pré-universitários em Ibadan, na Nigéria,[41] , enquanto Venkatesh et al, em 2017, registaram uma prevalência de 71.6% entre os estudantes de medicina dentária da Arábia Saudita.[14] A disparidade na prevalência registada por Ayandele et al, Akpunne et al e Balogun et al pode dever-se ao facto de os participantes dos seus estudos incluírem outros estudantes universitários para além dos estudantes de medicina, ao passo que a de Sethhuraman et al e Venkatesh et al pode dever-se à variação nos locais de estudo.

Embora não tenha havido uma diferença estatisticamente significativa na distribuição por sexo entre os participantes com utilização problemática de smartphones e os participantes sem utilização problemática de smartphones, a maioria (62,5%) dos 16 participantes com utilização problemática de smartphones era do sexo feminino. Este facto é consistente com a maioria dos estudos anteriores, como o estudo realizado por Lee et al na Coreia do Sul,[39] , e um inquérito a mais de 3400 estudantes universitários nos Estados Unidos da América,[5] , mas contradiz alguns estudos, como o estudo realizado por Balogun et al em Ibadan, na Nigéria.[41] Isto pode dever-se ao facto de, para além de fazerem chamadas, jogarem jogos ou procurarem informações, como a maioria dos homens, mais mulheres também utilizarem os seus smartphones para aceder a redes sociais e tirar selfies, devido às diferenças de género, tal como referido por Chong na sua análise sobre o facto de as raparigas correrem um maior risco de se tornarem viciadas em telemóveis.[172]

5.1.4. Padrão de utilização problemática de smartphones.

Dos 16 participantes no estudo com utilização problemática de smartphones, 4 (24,9%) tinham a maior perturbação do sono devido à utilização excessiva dos seus smartphones, enquanto a perturbação do sono devido à perturbação da vida quotidiana, a antecipação positiva e a tolerância tinham o menor número, 2 (12,5%) dos participantes no estudo. Em contrapartida, Akpunne et al. referiram que 19,8% dos 854 estudantes universitários do Estado de Osun, na Nigéria, tinham a abstinência como domínio/subescala dominante, que era o mais elevado, enquanto a menor proporção de participantes (8,9%) tinha tolerância à utilização do smartphone.[7] Isto pode dever-se ao facto de os estudantes de medicina serem mais propensos a utilizar excessivamente os seus smartphones para cumprirem as suas obrigações académicas e menos propensos a manifestar sintomas de abstinência como os outros estudantes universitários devido ao seu nível de controlo mental. A tolerância é a menos provável de ser dominante em geral, uma vez que, nos últimos tempos, toda a gente tende a estar demasiado ocupada para se preocupar com os assuntos dos outros e reparar nos efeitos da utilização do smartphone.

5.1.5. Qualidade do sono dos participantes com utilização problemática do smartphone.

No início do estudo, apenas 2 (12%) dos 16 participantes do estudo com utilização problemática de smartphones referiram ter uma boa qualidade de sono no início do estudo, com uma pontuação PSQI inferior ou igual a 5, enquanto os restantes 14 (88%) tinham uma má qualidade de sono, com uma pontuação PSQI superior a 5. A pontuação média do PSQI na linha de base foi de 7,1 ± 3,0.

Após a intervenção, 3 (20%) dos 15 participantes do estudo com uso problemático de smartphones que tiveram as duas sessões de psicoeducação relataram ter boa qualidade de sono com uma pontuação PSQI de no máximo 5, enquanto os 12 restantes (80%) tiveram má qualidade de sono com uma pontuação PSQI de mais de 5. A pontuação média do PSQI pós-intervenção foi de 6,0 ± 2,1.

Estes resultados são comparáveis aos resultados obtidos em estudos anteriores. Por exemplo, Mohammadbeigi et al referiram no seu estudo destinado a determinar o impacto da utilização excessiva de telemóveis e redes sociais na qualidade do sono de estudantes de medicina no Irão que, entre os 380 participantes, a prevalência de má qualidade do sono era de 61,7%, sendo a pontuação média da qualidade do sono de 5,38 ± 2,31.[12]

Noutro estudo realizado por Seun-Fadipe et al com o objetivo de avaliar a qualidade do sono em 317 estudantes universitários da Universidade

Obafemi Awolowo, Ile-Ife, Nigéria, e a sua associação com o desempenho académico e a perceção de stress, cerca de um em cada dois estudantes (49,5%) tinha uma má qualidade do sono, sendo que os que frequentavam pelo menos seis cursos, como os estudantes de medicina, tinham uma pontuação média de PSQI de 6.12 ± 3,18.[13] Oluwole et al referiram no seu estudo, que envolveu 410 doentes na Clínica de Medicina Familiar do Complexo de Hospitais de Ensino da Universidade Obafemi Awolowo (OAUTHC) Ile Ife, que 282 (69%) dos indivíduos tinham perturbações do sono.[116] Além disso, Nuhu et al, ao determinarem a qualidade do sono entre 223 participantes nos cuidados primários em Kaduna, Nigéria, referiram que 68.7% dos participantes tinham uma má qualidade do sono.[117] Shurkuk, num ensaio aleatório controlado destinado a determinar os efeitos da educação estruturada sobre o sono no controlo da pressão arterial entre 212 pacientes adultos hipertensos em Jos, na Nigéria, referiu que 64,6% dos participantes tinham uma má qualidade do sono, com uma pontuação PSQI de 6,86 ± 3,52.[118]

No entanto, foram registados valores de prevalência mais baixos em alguns estudos realizados fora da Nigéria. Por exemplo, Pramanik et al, no seu estudo no Nepal, referiram que, dos 130 estudantes de medicina que participaram no seu estudo, 31,5% sofriam de privação do sono devido à navegação nocturna na Internet para fins académicos e outros.[103]

Stranges et al, num estudo realizado em oito países diferentes de África e da Ásia, referiram que a prevalência de má qualidade do sono variava entre 3,9% e mais de 40%.[106] Num outro estudo realizado por Uhlig para determinar a prevalência e os factores associados à insónia DSM-V entre os noruegueses, foi registada uma prevalência de 7,1%.[107] Entre os canadianos, Morin et al registaram uma prevalência mais elevada de 13,4%.[108] Isto pode dever-se ao facto de os países desenvolvidos estarem a prestar mais atenção à qualidade do sono dos seus cidadãos. Estão a ser investidos em laboratórios e clínicas especiais do sono e é realizada mais investigação para otimizar o sono da população. Além disso, as condições económicas e socioculturais dos países desenvolvidos são mais favoráveis aos seus cidadãos, o que favorece a boa qualidade do sono.

5.1.6. Correlação entre os índices de massa corporal e a qualidade do sono dos participantes do estudo com utilização problemática de smartphones.

Este estudo mostra que, embora os índices de massa corporal mais elevados estivessem associados a uma má qualidade do sono, não houve uma relação estatisticamente significativa entre os índices de massa corporal e a qualidade do sono dos participantes, tanto antes como depois da intervenção. Este facto é semelhante aos resultados relatados por

Abdulsalam et al no seu estudo destinado a avaliar a má qualidade do sono e a sua relação com a depressão em estudantes de medicina do primeiro ano. Não encontraram qualquer correlação significativa entre a qualidade do sono e a idade, o peso, a altura e os índices de massa corporal.[115] Isto pode dever-se ao facto de a carga académica dos estudantes de medicina poder ser mais significativa do que as suas medidas antropométricas no que se refere ao impacto na sua qualidade do sono.

Adewole também estudou o padrão dos distúrbios do sono entre os pacientes de uma população de médicos de família em Ile Ife, na Nigéria. O autor relatou que não havia associação entre os distúrbios do sono e o sexo, a religião, as características antropométricas, o rendimento, o trabalho por turnos e o local de alojamento.[120] A razão específica para esta semelhança não é clara.

No entanto, este facto contrasta com o relatório de Shittu et al no seu estudo realizado em Ilorin, na Nigéria, no qual se refere uma forte relação estatística entre o índice de massa corporal e a qualidade do sono dos 400 participantes recrutados para o seu estudo.[102] Golem et al, na sua revisão integrativa do sono para profissionais de nutrição nos Estados Unidos da América, referem ainda uma relação inversa entre a duração do sono e o estado do peso.[96] A disparidade destes resultados pode ter sido causada pelo facto de Shittu et al terem recrutado pacientes num contexto de prática familiar que variavam entre os jovens e os idosos e de os artigos revistos por Golem et al apresentarem resultados de várias faixas etárias, ao passo que o estudo do autor incidiu em jovens adultos e, em particular, em estudantes de medicina clínica.

5.1.7. Relação entre a utilização problemática de smartphones e a qualidade do sono dos participantes no estudo.

A pontuação média mais elevada da qualidade do sono na linha de base antes da intervenção foi de 8,0 e foi registada em 4 (24,9%) participantes que tinham a utilização excessiva como componente dominante, enquanto a pontuação média mais baixa na linha de base foi de 6,0 e foi registada em 2 (12,5%) participantes que tinham a perturbação da vida diária como componente dominante. Verificou-se uma relação estatística significativa entre as pontuações de dependência de smartphones dos participantes com utilização problemática de smartphones e as suas pontuações médias de base do PSQI, uma vez que uma maior dependência de smartphones foi associada a uma pior qualidade do sono.

Os resultados deste estudo estão em consonância com várias afirmações de vários grupos profissionais. Por exemplo, psicólogos e sociólogos identificaram o uso viciante do telemóvel inteligente como um problema comportamental que afecta a qualidade do sono.[18]

Do mesmo modo, na revisão sistemática efectuada por Sohn et al, que envolveu 41 817 crianças e jovens, concluiu-se que a utilização problemática do smartphone estava associada a uma pior qualidade do sono. Chen et al, no seu estudo realizado na China para determinar as diferenças de género nos factores associados à dependência do smartphone, referiram que a utilização excessiva do smartphone está relacionada com vários problemas psicológicos e comportamentais, como a depressão, a ansiedade e os distúrbios do sono.[20] Dermirci et al, no seu estudo realizado na Turquia para determinar a relação entre a gravidade da utilização do smartphone e a qualidade do sono, a depressão e a ansiedade em estudantes universitários, também concluíram que a utilização excessiva do smartphone pode provocar depressão e/ou ansiedade, o que, por sua vez, pode resultar em problemas de sono.[51] Além disso, Adeolu et al, no seu estudo para identificar os problemas de saúde associados à utilização frequente do telemóvel entre os estudantes da Universidade de Ibadan, na Nigéria, concluíram que existia uma forte ligação entre a utilização do telemóvel e a insónia, as dores de cabeça e a concentração, o que pode afetar a saúde e o desempenho académico dos estudantes.[71] Pramanik et al, no seu estudo realizado no Nepal, também referiram que, dos 130 estudantes de medicina que participaram no estudo, 31,5% sofriam de privação do sono devido à navegação nocturna na Internet para fins académicos e outros.[103] Por sua vez, o sono deficiente pode levar a adormecer nas aulas, à falta de energia, à falta de atenção, a um pior desempenho académico, à redução da função cognitiva executiva e ao aumento dos sintomas de depressão.

Estes resultados podem ser explicados pelo facto de o potencial de utilização de smartphones ao fim da tarde e à hora de deitar poder alterar profundamente os padrões de sono de um indivíduo, competir com o sono e perturbá-lo, resultando numa tendência para um sono insuficiente e numa degradação da qualidade do sono, com as luzes de um smartphone a perturbarem o ritmo circadiano natural do corpo, causando a perturbação do relógio interno.[14,15]

5.1.8. Efeito da psicoeducação na qualidade do sono dos participantes do estudo com utilização problemática de smartphones.

Após a intervenção, o número de participantes com má qualidade de sono diminuiu de 14 (88%) para 12 (80%), enquanto o número de participantes com boa qualidade de sono aumentou de 2 (12%) para 3 (20%). A pontuação média do PSQI também diminuiu de 7,1 para 6,0, sendo a magnitude da diferença média (tamanho do efeito = 0,42). No entanto, não houve diferença estatisticamente significativa entre as pontuações do PSQI obtidas na linha de base e as obtidas após a intervenção.

Este facto não está de acordo com o estudo realizado por Gregor et al. no Reino Unido, no qual se refere que a conversa psico-educativa sobre a melhoria da qualidade do sono permitiu que a maioria dos estudantes melhorasse a sua qualidade do sono após 6 semanas. Nesse estudo, os participantes preencheram dois questionários quantitativos normalizados: a Escala de Consciencialização e Prática da Higiene do Sono (SHAPS) e o Índice de Qualidade do Sono de Pittsburgh (PSQI), que os interrogava sobre o seu sono e sobre o que os tinha afetado no mês anterior. De seguida, foi-lhes dada uma palestra psicoeducativa de 50 minutos. Esta palestra abordava diretamente as boas práticas de higiene do sono, sob a forma de uma palestra intitulada "Como ter uma boa noite de sono", ou uma palestra de controlo que abordava questões típicas dos estudantes, tais como "melhorar a concentração", "atenção plena" ou "redução do stress". Foi fornecida informação sobre vários aspectos do sono normal (incluindo os ritmos circadianos e a produção e libertação de melatonina) e uma parte significativa da palestra tratou de boas práticas de higiene do sono, tais como limitar o uso de dispositivos electrónicos, álcool e cafeína antes de dormir. Os participantes foram também envolvidos num breve exercício guiado de relaxamento muscular progressivo. As palestras para o grupo de controlo foram apresentadas por um psicólogo de aconselhamento e abrangeram temas como técnicas de respiração, formas de gerir a ansiedade e como evitar a procrastinação. O estudo demonstrou uma melhoria significativa da qualidade do sono após a participação na psicoeducação. A análise das pontuações iniciais do PSQI comparadas com as obtidas após seis semanas revelou que a participação no projeto de investigação ajudou a maioria dos estudantes, tanto no grupo de sono como no grupo de controlo, a melhorar a sua qualidade de sono durante o período de seis semanas. Curiosamente, não houve diferença estatisticamente significativa entre os grupos do sono e de controlo em termos de alteração da qualidade do sono seis semanas após terem assistido a uma palestra, quer fosse especificamente sobre o sono, quer fosse sobre outro tema de bem-estar.[16]

A diferença nas metodologias de estudo deste estudo e do realizado por Gregor et al pode ter contribuído para as diferenças nos resultados. Por exemplo, no estudo do autor, todos os 16 participantes que foram identificados como tendo uma utilização problemática do smartphone na primeira fase do estudo receberam a psicoeducação, ao passo que Gregor et al dividiram os seus 32 participantes num grupo de conversa sobre o sono e num grupo de controlo, o que teria reforçado ainda mais os seus resultados. Além disso, no estudo do autor, uma psicoeducação de grupo baseada nas Estratégias Comportamentais do Sono da Fundação Nacional do Sono dos Estados Unidos[100] , que durou cerca de 60 minutos por sessão, foi-lhes administrada pelo investigador juntamente com um psicólogo que não esteve envolvido no estudo. Em contrapartida, Gregor et al, no grupo de conversa sobre o sono, abordaram boas práticas de higiene do sono sob a forma de uma conversa intitulada "Como ter uma boa noite de sono", enquanto o grupo de controlo teve uma conversa que abordou questões típicas dos estudantes, como "melhorar a concentração", "atenção plena" ou "redução do stress".

Além disso, os contextos do estudo podem ter afetado o resultado dos estudos, uma vez que as palestras psico-educativas podem não ter sido suficientes para resolver todos os desafios que os estudantes de medicina enfrentam num país em desenvolvimento como a Nigéria e podem ter afetado negativamente a sua qualidade de sono. Por outras palavras, o contexto do estudo de Gregor et al era um país desenvolvido, onde pode haver melhores infra-estruturas sociais e meios económicos que teriam melhorado a qualidade do sono dos participantes.

Liu, na sua revisão das terapias actuais e emergentes para os distúrbios do sono, recomendou que, quando a terapia cognitivo-comportamental parece não ser suficiente, os medicamentos podem ajudar os doentes a ultrapassar as barreiras e os comportamentos aprendidos que impedem uma boa noite de sono.[150] O American College of Physicians recomendou que os médicos devem utilizar uma abordagem de tomada de decisão partilhada ao decidirem se devem adicionar farmacoterapia em adultos com perturbações crónicas do sono em que a terapia cognitivo-comportamental para a insónia (TCC-I) por si só não foi bem sucedida.[151]

Ayabe et al, no seu estudo para determinar a eficácia da terapia cognitivo-comportamental para a insónia crónica resistente à farmacoterapia no Japão, concluíram que a terapia cognitivo-comportamental adicional melhorou os sintomas de perturbação do sono que não respondiam à terapia farmacológica.[152]

Por conseguinte, a utilização da psicoeducação, com especial atenção para a higiene do sono, para além de outras modalidades de tratamento para ajudar os indivíduos, em especial os estudantes de medicina, teria sido mais adequada, porque pode ser um método mais realista de ajudar os estudantes com má qualidade de sono, uma vez que pode ser ministrada várias vezes a um grande público que pode não estar disponível para receber ajuda terapêutica ou que não vê a sua má qualidade de sono como algo que precisa de ser melhorado. É necessário avaliar melhor os factores médicos e psicológicos subjacentes e tratá-los adequadamente.

5.2. Conclusão.

Este estudo revela que a prevalência da utilização problemática de smartphones é de 9,9% entre os estudantes de medicina clínica no Hospital Universitário de Ensino de Bingham, em Jos, na Nigéria. Verificou-se que era mais frequente entre as mulheres e entre os estudantes com idades compreendidas entre os 21 e os 25 anos. A subescala dominante comunicada pelos participantes foi a utilização excessiva de smartphones.

Além disso, a utilização problemática de smartphones foi significativamente associada a uma má qualidade do sono.

A prevalência de má qualidade do sono entre os participantes com uso problemático de smartphones foi de 88% com uma pontuação média do PSQI de 7,1 ± 3,0 na linha de base e 80% com uma pontuação média do PSQI de 6,0 ± 2,1 após a psicoeducação. No entanto, não foi encontrado para ser associado com os índices de massa corporal dos participantes.

Após a intervenção, registou-se uma melhoria das pontuações do PSQI, mas não houve uma diferença estatisticamente significativa entre as pontuações do PSQI obtidas na linha de base e as obtidas após a intervenção.

5.3. Recomendações.

Tendo em conta as conclusões do presente estudo, são formuladas as seguintes recomendações:

1. As questões relativas à utilização saudável dos smartphones e à boa qualidade do sono devem fazer parte dos currículos das escolas de medicina, com sensibilização para os impactos negativos da utilização problemática dos smartphones e da má qualidade do sono na sua futura carreira.

2. A avaliação da utilização de smartphones e da qualidade do sono deve ser incluída nos exames médicos periódicos dos jovens, em especial dos estudantes de medicina.

3. A sobredigitalização das técnicas de ensino médico deve ser deliberadamente vigiada e reduzida. Por exemplo, a utilização de quadros brancos com marcadores, livros em papel e canetas não deve ser totalmente substituída por apresentações de diapositivos em computador e materiais de leitura em linha.

4. O horário de trabalho e o programa académico dos estudantes de medicina clínica devem ser estruturados de forma a incorporar tempo suficiente para dormir.

5. As estratégias para melhorar a utilização excessiva de smartphones entre os estudantes de medicina devem incluir a oferta de actividades desportivas e culturais ao ar livre, bem como outras infra-estruturas sociais.

6. A ênfase na higiene do sono deve ser rotineiramente incorporada nas consultas dos doentes como parte de formas eficazes de melhorar a qualidade do sono, bem como de cultivar hábitos destinados a manter um hábito de sono regular.

5.4. Relevância do estudo para a Medicina Familiar.

O conceito de utilização problemática do smartphone, com os problemas que lhe estão associados, como a má qualidade do sono, está a tornar-se cada vez mais um problema de saúde pública. Psicólogos e sociólogos identificaram o uso viciante do smartphone como um problema comportamental que afecta a qualidade do sono.[18] Os estudos relataram problemas de sono altamente prevalecentes, consciência limitada do sono e distúrbios do sono como uma questão de saúde pública insuficientemente reconhecida, particularmente entre os estudantes de medicina.[22] Existe também uma fraca sensibilização e prática da higiene do sono, que é um conjunto de hábitos e directrizes que promovem um sono consistente, repousante e suficiente durante a noite, conduzindo consequentemente ao estado de alerta durante o dia.[173] Por conseguinte, são necessários esforços para melhorar o reconhecimento da má qualidade do sono e da utilização problemática do smartphone nos estudantes de medicina.

Os resultados de uma investigação como esta podem ser utilizados para sensibilizar as principais partes interessadas para o planeamento adequado do currículo médico, o equipamento adequado das infra-estruturas das escolas de medicina e a disponibilidade de serviços de aconselhamento.

Com a introdução da Medicina Geral e Familiar no currículo médico pré-graduado, os médicos de família podem ser incumbidos da responsabilidade de aconselhar os estudantes de medicina sobre os autocuidados e um conhecimento adequado destas questões fundamentais permitir-lhes-á ajudar estes estudantes a cuidar melhor de si próprios.

As competências adquiridas ao lidar com a utilização problemática do smartphone e a má qualidade do sono também podem ser úteis nas clínicas para cuidar de outros indivíduos que podem incluir crianças, jovens adultos, idosos e populações específicas, como os trabalhadores por turnos.

Além disso, as competências dos Médicos de Família em matéria de educação para a saúde, cuidados clínicos, investigação e advocacia colocam-nos numa posição privilegiada para oferecer eficazmente a psicoeducação como parte de um cuidado holístico, direcionado e contextualizado a estes indivíduos.

5.5. Pontos fortes e limitações do estudo.

A força deste estudo reside no facto de determinar a prevalência atual da dependência do smartphone entre estes estudantes de medicina, uma vez que isto traz à luz do dia o peso da utilização problemática do smartphone, que terá impacto na sua qualidade de vida, esperança de vida e morbilidade. Além disso, o estudo contribui para o corpo de conhecimentos ao revelar as relações entre a dependência de smartphones e a qualidade do sono entre os estudantes de medicina na Nigéria.

No entanto, esta investigação tem algumas limitações. Em primeiro lugar, a extrapolação destes resultados para um contexto clínico e para outros grupos demográficos de risco pode ser enganadora devido à condição de homogeneidade dos participantes, uma vez que todos os participantes eram estudantes de medicina clínica na mesma instituição. Em segundo lugar, a natureza de auto-relato dos questionários implica que é possível que os inquiridos sintam desejabilidade social e dêem respostas socialmente aceitáveis. Em terceiro lugar, estes resultados são correlações e não previsões; por conseguinte, o autor só conseguiu mostrar que existia uma tendência entre as variáveis, mas não conseguiu estabelecer a causalidade. Além disso, é possível que haja um viés de memória e não se pode excluir a causalidade inversa.

Por último, os principais factores de confusão potenciais, como o apoio social, o estatuto socioeconómico, o desempenho académico, uma história pré-existente de perturbações do humor/ou outras perturbações psiquiátricas e factores psicossociais relacionados não foram examinados neste estudo.

5.6. Questões para investigação futura.

Atualmente, não existem versões nigerianas da escala de dependência de smartphones, uma vez que alguns países criaram as suas próprias versões destes questionários. Embora vários investigadores na Nigéria tenham envidado esforços para inventar ferramentas semelhantes que lhes permitissem avaliar a dependência de smartphones, há uma grande necessidade de um melhor aperfeiçoamento e normalização destas ferramentas para refletir adequadamente a verdadeira imagem da dependência de smartphones na Nigéria. Por exemplo, Adeniyi utilizou um questionário adaptado intitulado "Questionário sobre a dependência de smartphones entre estudantes universitários" (QSAU) para recolher dados dos seus participantes enquanto investigava as características psicodemográficas como factores de previsão da dependência de smartphones entre estudantes universitários da Universidade Obafemi Awolowo, Ile-Ife, Nigéria, depois de validar e obter um valor de teste de fiabilidade de 0,71% a um nível de significância de 0,05.[174] Do mesmo modo, Akpunne et al propuseram que, para estudar os padrões de utilização da Internet na Nigéria, é essencial dispor de um instrumento de avaliação válido, fiável e sensível do ponto de vista sociocultural, tendo validado o teste de dependência da Internet de Young (IAT) na Nigéria.[175] O teste de dependência da Internet de Young não foi utilizado neste estudo porque este se centrou na dependência de smartphones que, para além da dependência da Internet, também avalia o impacto de outras características não dependentes da Internet encontradas nos smartphones dos participantes.

Em segundo lugar, a psicoeducação adoptada neste estudo baseou-se nas Estratégias Comportamentais do Sono da Fundação Nacional do Sono dos Estados Unidos, uma vez que não existem directrizes locais. A elaboração de uma diretriz local sobre um programa psico-educativo para o sono tornou-se fundamental, uma vez que irá certamente responder às necessidades dos indivíduos no contexto nigeriano. Esta estratégia contextualizada deve ter em consideração os antecedentes socioculturais e os desafios específicos reconhecidos dos participantes. Além disso, os estudos locais devem ser revistos e devem ser aplicadas provas de elevada qualidade na formulação destas directrizes.

Por último, este estudo revelou que a psicoeducação, por si só, não foi suficiente para responder às necessidades de qualidade do sono dos estudantes de medicina. Seria necessária mais investigação de intervenção sobre a gestão da utilização problemática do smartphone e da má qualidade do sono, especialmente entre os estudantes de medicina. Por conseguinte, devem ser realizados mais estudos para estabelecer uma recomendação de gestão baseada em provas para abordar a má qualidade do sono em estudantes de medicina na Nigéria e não só.

REFERÊNCIAS

1. Lexico. Significado de smartphone. Disponível em https://www.lexico.com/definition/smartphone [Acedido em 10th janeiro 2020].

2. Moattari M, Moattari F, Kaka G, Kouchesfahani HM, Sadraie SH, et al. Vício em smartphones, qualidade e mecanismo do sono. Int J Cogn Behav 2017; 1:002. Disponível em doi: 10.23937/ijcb-2017/1710002.

3. Kwon M, Lee JY, Won WY, Park JW, Min JA, Hahn C, et al. Desenvolvimento e validação de uma Escala de Dependência de Smartphone (SAS). PLoS ONE 2013; 8(2):e56936. Disponível em doi: 10.1371/journal.pone.0056936.

4. Kwon M, Kim DJ, Cho H, Yang S. The Smartphone Addiction Scale: Desenvolvimento e validação de uma versão curta para adolescentes. PLoS ONE 2013; 8(12):e83558. Disponível em doi: 10.1371/journal.pone.0083558.

5. Universidade de Cambridge. A utilização problemática de smartphones está associada a piores notas, abuso de álcool e mais parceiros sexuais: Estudo revela que 1 em cada 5 estudantes universitários é afetado pelo uso problemático de smartphones. ScienceDaily 2019. Disponível em

www.sciencedaily.com/releases/2019/07/190708112421.htm.
[Acedido em 18th janeiro 2020].

6. Sohn, S, Rees P, Wildridge B, Kalk JN, Carter B. Prevalência do uso problemático de smartphones e resultados de saúde mental associados entre crianças e jovens: uma revisão sistemática, meta-análise e GRADE das evidências. BMCPsych 2019; 19: 356. Disponível em doi:10.1186/s12888-019-2350-x.

7. Akpunne B, Akinnawo O. Dependência da Internet, utilização problemática de smartphones e saúde psicológica de estudantes universitários nigerianos. Int Neuropsychiatr Dis J 2018. Disponível em doi: 10.9734/indj/2018/v12i330093.

8. Bruce ES, Lunt A, McDonagh JE. Sleep in adolescents and young adults. Clin Med (Lond). 2017;17(5). Disponível em doi: 10.7861/clinmedicine.17-5-424.

9. Kline C. Qualidade do sono. In: Gellman MD, Turner JR, editores. Encycl Behav Med. Springer, Nova Iorque, NY. 2013. Disponível em DOI: 10.1007/978-1-4419-1005-9.

10.Landry GJ, Best JR, Liu-Ambrose T. Medindo a qualidade do sono em adultos mais velhos: uma comparação usando métodos subjetivos e objetivos. Front Aging Neurosci 2015; 7:166. Disponível em doi: 10.3389/fnagi.2015.00166.

11. Yaqoot F, Suhail AR, Jake MN, Abdullahi AM. Explorando a diferença de género na qualidade do sono de jovens adultos: resultados de um grande estudo populacional. Clin Med Res. 2016. Disponível em http://www.clinmedres.org//content/1. [Acedido em 5th fevereiro, 2020]

12. Mohammadbeigi A, Absari R, Valizadeh F, Saadati M, Sharifimoghadam S, Ahmadi A. Qualidade do sono em estudantes de medicina; o impacto da utilização excessiva de telemóveis e redes sociais. J Res Health sci. 2016;16(1):46-50. Disponível em www.umsha.ac.ir/jrhs. [Acedido em 17th fevereiro, 2020].

13. Seun - Fadipe CT, Mosaku KS. Qualidade do sono e desempenho académico entre estudantes universitários nigerianos. OAT. 2018. Disponível em https://www.oatext.com/sleep-quality. [Acedido em 7th fevereiro, 2020].

14. Venkatesh E, Jemal MYA, Samani ASA. Utilização de smartphones e dependência entre estudantes de medicina dentária na Arábia Saudita: um estudo transversal. Int J Adolesc Med Saúde. 2017; 6:31(1). Disponível em doi: 10.1515/ijamh-2016-0133.

15. Lanaj K, Johnson RE, Barnes CM. Começar o dia de trabalho já esgotado? Consequências do uso de smartphones à noite e do sono. Organ Behav Hum Decis Process. 2014;124(1):11-23. Disponível em: doi: 10.1016/j.obhdp.2014.01.001.

16. Gregor C, Wiggs L, Ho A. The benefits of psycho-education for improving sleep quality (Os benefícios da psico-educação para melhorar a qualidade do sono). Aconselhamento universitário e universitário. 2019;7(2):16-21. Disponível em http://centaur.reading.ac.uk/83861. [Acedido em 9th fevereiro, 2020].

17. Friedrich A, Schlarb AA. Vamos falar sobre o sono, uma revisão sistemática das intervenções psicológicas para melhorar o sono em estudantes universitários. J Sleep Res. 2018; 27(1):4-22. Disponível em doi:10-1111/jsr.12568.

18. Terapia. O que é a psicoeducação e qual a sua importância? Melhor Ajuda. 2020. Disponível em www.betterhelp.com/advice/therapy/what-is-psychoeducation-and-why-does-it-matter/. [Acedido em 10 de abril de 2020].

19. Vreeland B. Uma prática de psicoeducação para a esquizofrenia baseada na evidência: Uma intervenção prática para pacientes e suas famílias. Psychiatr Times. 2012;29(2):34-40. Disponível em https://www.psychiatrictimes.com/evidence-based-practice-psychoeducation-schizophrenia/page/0/3. [Acedido em 10th abril 2020].

20. Chen B, Liu F, Ding S, Ying X, Wang L, Wen Y. Diferenças de género nos factores associados à dependência de smartphones: Um

estudo transversal entre estudantes universitários de medicina. BMC Psych. 2017; 17(1). Disponível em doi: 10.1186/s12888-017-1503-z.

21. Shehu M, Shehu H, Ode MB. Padrão de uso de smartphones entre estudantes de medicina clínica do Hospital Universitário de Ensino de Bingham, Jos. CAJPH. 2018;4(5):137-142. Disponível em doi: 10.11648/j.cajph.20180405.12.

22. Gomèz-Olivè FX, Thorogood M, Kandala NB, Tigbe W, Kahn K, Tollman S et al. Problemas de sono e mortalidade na África do Sul rural: novas evidências de um cenário de poucos recursos. Sleep Med. 2014; 15(1):56-63. Disponível em doi: 10.1016/j.sleep.2013.10.003.

23. Li Y, Li G, Liu L, Wu H. Correlations between mobile phone addiction and anxiety, depression, impulsivity and poor sleep quality among College students: a systematic review and meta analysis. J Behav Addict. 2020;9:551-71. Disponível em doi: 10.1556/2006.2020.00057.

24. Elogie AA. Factores que influenciam a adoção de smartphones entre os estudantes universitários da Universidade Ambrose Ali, Ekpoma, Nigéria. AJOL. 2015;12:1. Disponível em: https://www.ajol.info/index.php/ict/article/view/121119. [Acedido em 22nd maio 2021].

25. Panova T, Carbonell X. Is smartphone addiction really an addiction? J Behav Addict. 2018; 7(2):252-259. Disponível em doi: 10.1556/2006.7.2018.49.

26. BankMyCell. Quantos smartphones existem no mundo? 2020. Disponível em https://www.bankmycell.com/blog/how-many-phones-are-in-the-world. [Acedido em 19 de maio de 2021].

27. Li Y, Li G-X, Yu M-L, Liu C-L, Qu Y-T, Wu H. Associação entre sintomas de ansiedade e uso problemático de smartphones entre estudantes universitários chineses: o papel mediador/moderador da auto-eficácia. Front Psychiatry. 2021;12:581367. Disponível em doi: 10.3389/fpsyt.2021581367.

28. van Velthoven MH, Powell J, Powell G. Problematic smartphone use: Abordagens digitais para um problema emergente de saúde pública. 2018; 4: Disponível em doi: 10.1177/2055207618759167.

29. Ofcom. Relatório sobre o mercado das comunicações. 2016. Disponível em https://www.ofcom.org.uk/research-and-data/multi-sector-research/cmr/cmr16. [Acedido em 15 de maio de 2021].

30. Billieux J, Maurage P, Lopez-Fernandez O, Kuss DJ, Griffiths MD. Pode a utilização desordenada do telemóvel ser considerada uma dependência comportamental? Uma atualização das provas actuais e um modelo abrangente para investigação futura. Curr Addict Rep

2. 2015;2:156-62. Disponível em: doi: 10.1007/s40429-015-0054-y.

31. Veissière SPL, Stendel M. Hypernatural monitoring: Um relato de ensaio social do vício em smartphones. Front Psychol. 2018;9:141. Disponível em: doi: 10.3389/fpsyg.2018.00141.

32. Bragazzi NL, Puenete GD. Uma proposta de inclusão da nomofobia no novo DSM-V. Pesquisa em Psicologia e Gestão do Comportamento. 2014; 7:155-160. Disponível em: doi: 10.2147/PRBM.S41386.

33. Ritu N, Natasha K, Sandeep G, Nitasha K, Debasish B. Será que o uso excessivo do telemóvel em jovens adultos reflecte um vício comportamental emergente? J Postgrad Med Edu Res. 2012; 46:177-182. Disponível em doi: 10.5005/jp-journals-10028-1040.

34. Long J, Liu TQ, Liao YH, Qi C, He HY, Chen SB, et al. Prevalência e correlações da utilização problemática de smartphones numa grande amostra aleatória de estudantes chineses. BMC Psychiatry. 2016; 16:408. Disponível em: doi: 10.1186/s12888-016-1083-3.

35. Nikhita CS, Jadhav PR, Ajinkya SA. Prevalência de dependência de telemóveis em adolescentes do ensino secundário. J Clin Diagn Res 2015;9:VC06-9. Disponível em doi: 10.7860/JCDR/2015/14396.6803.

36. Wang L. Tao T, Fan C, Gao W, Wei C. A associação entre a dependência da Internet e a impulsividade e o controlo do esforço e a sua variação com a idade. Addict Res Theory. 2016; 25:1-8. Disponível em doi: 10.1080/16066359.2016.1206082.

37. Long J, Tie-Qiao L, Yan-Hui L, Qi C, Hao-Yu H, Shu-Bao C, et al. Prevalência e correlações da utilização problemática de smartphones numa grande amostra aleatória de estudantes chineses. BMC Psychiatry. 2016; 16(1):408. Disponível em: doi: 10.1186/s12888-016-1083-3.

38. Gallimberti L, Buja A, Chindamo S, Terraneo A, Marini E, Rabensteiner A, et al. Utilização problemática do telemóvel para mensagens de texto e abuso de substâncias no início da adolescência (11 a 13 anos de idade). Eur J Pediatr. 2016; 175(3):355-64. Disponível em: doi: 10.1007/s00431-015-2645-y.

39. Lee C, Lee SJ. Prevalência e preditores da propensão ao vício em smartphones entre adolescentes coreanos. Child Youth Serv Rev. 2017; 77:10-17. Disponível em: doi: 10.1016/j.childyouth.2017.04.002.

40. Wang JL, Wang HZ, Gaskin J, Wang LH. The role of stress and motivation in problematic smartphone use among college students. Comput Human Behav. 2015;53:181-8. Disponível em doi: 10.1016/j.chb.2015.07.005.

41. Ayandele O, Popoola OA, Oladiji TO. Uso viciante de smartphone, depressão e ansiedade entre estudantes universitárias na Nigéria: um estudo transversal. Jour Health Res. 2020; 34(5):443-453. Disponível em: doi: 10.1108/JHR-10-2019-0225.

42. Balogun FM, Olatunde OE. Prevalência e preditores do uso problemático de smartphones entre jovens pré-universitários em Ibadan, Nigéria. Pan Afr Med J. 2020; 36:285. [Internet]. Disponível em doi: 10.11604/pamj.2020.36.285.18858.

43. Atiri SO, Ipietegha VL, Popoola O. Compreender a relação entre a autorregulação e a dependência de smartphones entre os alunos de graduação da Universidade de Lagos, Nigéria. CJSMS 2020; 5(1):166-179. Disponível em: doi: 10.26772/CJSMS2020050204.

44. Van der Linden M. Commentary on: Estaremos a patologizar excessivamente a vida quotidiana? Um projeto sustentável para a investigação comportamental sobre a toxicodependência. As dependências como uma construção psicossocial e cultural. J Behav Addict. 2015;4(3):145-7. Disponível em doi: 10.1556/2006.4.2015.025.

45. Guedes, E, Sancassiani, F, Carta, MG Dependência de internet e uso excessivo de redes sociais: E o Facebook? Clin Pract Epidemiol Ment Health 2016; 12: 43-48.

46. Harris T. How technology hijacks people's minds - from a magician and Google's design ethicist. 2016. https://journal.thriveglobal.com/how-technology-hijacks-peoples-minds-from-a-magician-and-google-s-design-ethicist-56d62ef5edf3 [Acedido em 15 de maio de 2021].

47. Billieux, J. Utilização problemática do telemóvel: A literature review and a pathways model. Curr Psychiatry Rev 2012; 8: 299-307.

48. Brand M, Wegmann E, Stark R, Müller A, Wölfling K, Robbins TW, et al. O modelo Interaction of Person-Affect-Cognition-Execution (I-PACE) para comportamentos viciantes: atualização, generalização para comportamentos viciantes além dos transtornos de uso da Internet e especificação do caráter do processo de comportamentos viciantes. Neurosc biobehav Rev. 2019;104:1-10. Disponível em doi: 10.1016/j.neubiorev.2019.06.032.

49. Elhai JD, Rozgonjuk D, Alghraibeh AM, Levine JC, Alafnan AA, Aldraiweesh AA, et al. . Excessive reassurance seeking mediates relations between rumination and problematic smartphone use. Bull Menninger Clin. 2020;84:137-55. Disponível em doi: 10.1521/bumc_2020_84_07.

50. Sakpere AB, Nkwo MS, Abdullahi AM, Adamu MS, Orji R. Diferenças de idade na utilização problemática do telemóvel entre

os africanos. AfriCHI 2021. Actas da 3rd Conferência Africana de Interação Homem-Computador: Inclusão e Empoderamento; 2021 março:12-21. Disponível em doi: 10.1145/3448696.3448705.

51. Dermirci K, Akgonul M, Akpinar A. Relationship of smartphone use severity with sleep quality, depression, and anxiety in university students. J Behav Addict. 2015;4(2):85-92. Disponível em: doi: 10.1556/2006.4.2015.010.

52. Snashall E, Hindocha S. A utilização de aplicações para smartphones na educação médica. Open Med J. 2016;3:322-327. Disponível em DOI: 10.2174/1874220301603010322.

53. Buchholz A, Perry B, Beck Weiss L, Cooley D. Smartphone use and perceptions among medical students and practicing physicians. J Mob Technol Med. 2016; 5(1):27-32. Disponível em doi:10.7309/jmtm.5.1.5.

54. Kendall E, Murphy P, O'Neill V, Bursnall S. A report to the workers' compensation and rehabilitation commission. Austrália Ocidental: Centro de Serviços Humanos, Universidade de Griffith; 2000. Disponível em http://www.mentalhealthpromotion.net/resources/occupational-stress-fractors-that-contribute-to-its-occurrence-and-effective-management.pdf [Acedido em 25 de maio de 2021].

55.Lei LY-C, Ismail MA-A, Mohammad JA-M, Yusoff MSB. A relação do vício em smartphones com o sofrimento psicológico e o neuroticismo entre estudantes universitários de medicina. BMC Psychol. 2020; 8:97. Disponível em doi: 10.1186/s40359-020-00466-6.

56.Ching SM, Yee A, Ramachandran V, Sazlly Lim SM, Wan Sulaiman WA, Foo YL, et al. Validação de uma versão malaia da escala de dependência de smartphones entre estudantes de medicina na Malásia. PLoS One. 2015; 10(10):e0139337. Disponível em doi: 10.1371/journal.pone.0139337.

57.Sethuraman AR, Rao S, Charlette L, Thatkar P, Vincent V. Smartphone addiction among medical college students in the Andaman and Nicobar Islands. Int J Community Med Saúde Pública. 2018; 5. Disponível em doi: 10.18203/2394-6040.ijcmph20183867. Acedido em 26 de maio de 2021.

58.Chen B, Liu F, Ding S, Ying X, Wang L, Wen Y. Diferenças de género nos factores associados à dependência de smartphones: um estudo transversal entre estudantes universitários de medicina. BMC Psychiatry. 2017;17(1):341. Disponível em doi: 10.1186/s12888-017-1503-z.

59.Alhazmi AA, Alzahrani SH, Baig M, Salawati EM, Alkatheri A. Prevalência e factores associados à dependência de smartphones entre estudantes de medicina da Universidade King Abdulaziz, Jeddah. Pak J Med Sci. 2018; 34(4):984-988. Disponível em: doi: 10.12669/pjms.344.15294.

60. Siddiqi N, Jahan F, Moin F, Al-Shehhi F, Al-Balushi F. Utilização excessiva de telemóveis por estudantes de medicina: Devem ser tomadas precauções? Biomed Pharmacol J. 2017; 10(4). Disponível em: http://biomedpharmajournal.org/?p=18333 [Acedido em 29 de maio de 2021].

61. Al Abdulwahab, SS, Kachanathu, SJ, Al Motairi, MS. A dependência do uso de smartphones pode causar incapacidade no pescoço. Musculoskeletal Care. 2017;5:10-12. Disponível em doi: 10.1002/msc.1170.

62. Olatunde O, Balogun F. Sexting: Prevalência, factores de previsão e comportamentos sexuais de risco associados entre jovens do ensino pós-secundário em Ibadan, Nigéria. Front Public Health. 2017; 5:96. Disponível em: doi: 10.3389/fpubh.2017.00096.

63. Olumide AO, Adams P, Amodu OK. Prevalência e correlações da perpetração de cyberbullying entre adolescentes em idade escolar no Estado de Oyo, Nigéria. Int J Adolesc Med Health. 2016; 28(2):183-91. Disponível em: doi: 10.1515/ijamh-2015-0009.

64.Körmendi A, Brutóczki Z, Végh BP, Székely R. Smartphone use can be addictive, A case report. J Behav Addict. 2016; 5(3):548-52. Disponível em: doi: 10.1556/2006.5.2016.033.

65.Roser K, Schoeni A, Foerster M, Röösli M. Problematic mobile phone use of Swiss adolescents: is it linked with mental or behavior. Int J Public Health. 2016;61(3):307-315. Disponível em: doi: 10.1007/s00038-015-0751-2.

66.Muñoz-Miralles R, Ortega-González R, López-Morón R, Batalla-Martínez C, Manresa JM, Montellà-Jordana N, et al. O uso problemático das Tecnologias de Informação e Comunicação (TIC) em adolescentes pelo estudo transversal JOITIC. BMC Pediatr. 2016;16(1):140. Disponível em: doi: 10.1186/s12887-016-0674-y..

67.Instituto de Motoristas Avançados (IAM). Não me chateiem, estou a conduzir: Um estudo em simulador sobre a utilização de smartphones. 2012. Disponível em https://www.iamroadsmart.com/docs/default-source/default-document-library/don't-poke-me-i'm-driving.pdf [Acedido em 29 de abril de 2021]

68.Campanha THINK. Telemóveis. http://think.direct.gov.uk/mobile-phones.html [Acedido em 29 de abril de 2021]

69. Gustafsson E, Thomée S, Grimby-Ekman A. Texting on mobile phones and musculoskeletal disorders in young adults: Um estudo de coorte de cinco anos. Appl Ergon 2017; 58: 208-214.

70. Oh CM, Jung KW, Won YJ, Shin A, Kong HJ, Lee JS. Age-Period-Cohort Analysis of Thyroid Cancer Incidence in Korea (Análise idade-período-coorte da incidência de cancro da tiroide na Coreia). Cancer Res Treat. 2015;47(3):362-9. Disponível em DOI: doi: 10.4143/crt.2014.110.

71. Adeolu AT, Adedokun VA, Salami OO, Ayoola EO. Problemas de saúde associados ao uso frequente do telemóvel entre os estudantes da Universidade de Ibadan, Nigéria. Trends Applied Sci. Res. 2019; 14(2):106-112. Disponível em DOI: 3923/tasr2019.106.112. Acessado em 18 de maio de 2021.

72. Asibong U, Okafor CJ, Asibong I, Ayi E, Omoronya O, Owoidoho U. Angústia psicológica e utilização das redes sociais: Um inquérito entre estudantes universitários de uma universidade em Calabar, Nigéria. Niger Postgrad Med J 2020; 27(2):115-121.

73. Poushter J. A posse de smartphones e a utilização da Internet continuam a aumentar nas economias emergentes [Internet]. Pew Research Center; 2016. Disponível em https://www.pewglobal.org/2016/02/22/smartphone-ownership-

and-internet-usage-continues-to-climb-in-emerging-economies/
[Acedido em 27 de maio de 2021].

74. Centros de toxicodependência americanos. Tratamento para a dependência de smartphones. PsychGuides.com. 2021. Disponível em https://www.psychguides.com/behavioral-disorders/smart-phone-addiction/ [Acedido em 29 de maio de 2021].

75. Azaka L. Combater os smartphones. Vício. 2021. Disponível em doi: 10.13140/RG.2.2.32365.61929.

76. Hanafi E, Siste K, Wiguna T, Kusumadewi I, Nasrun WM. Perfil de temperamento e sua associação com a vulnerabilidade ao vício em smartphones de estudantes de medicina na Indonésia. PLoS ONE. 2019;14(7):e0212244. Disponível em: doi: 10.1371/journal.pone.0212244.

77. Onuoha CU, Bada VB. Ligação dos atributos psicológicos e do género à dependência de smartphones entre estudantes universitários: A Nigerian Study. JESBS [Internet]. 2018; 27(3):1-1. Disponível em: https://journaljesbs.com/index.php/JESBS/article/view/15905 [Acedido em 26 de maio de 2021].

78. NIDA. Princípios de um tratamento eficaz. Instituto Nacional de Abuso de Drogas. 2020. Disponível em https://www.drugabuse.gov/publications/principles-drug-

addiction-treatment-research-based-guide-third-edition/principles-effective-treatment [Acedido em 29 de maio de 2021].

79. Young, KS. Dependência da Internet: A emergência de uma nova perturbação clínica. Cyberpsychol Behav 2009; 1: 237-244.

80. Amole T, Agoyi O, Tsiga-Ahmed F. Prevalência, padrão e factores associados à utilização problemática do telemóvel entre os jovens da metrópole de Kano, Nigéria. Ann Afr Res 2020; 3(2). Disponível em: doi: 10.4081/aamr.2020.142.

81. Dang-Vu TT, Mograss MA, Cartwright RD, Foulkes D, Ellenbogen JM. "Sono". Enciclopédia Britânica 2021. Disponível em https://www.britannica.com/science/sleep. [Acedido em 20 de junho de 2021].

82. Chokroverty S. Overview of sleep & sleep disorders (Visão geral do sono e dos distúrbios do sono). Indian J Med Res. 2010; 131:126-40. Disponível em: doi: 10.1016/S0030-6665(05)70123-7.

83. Gabinete de Comunicação e Ligação ao Público. Noções básicas sobre o cérebro: compreender o sono. Publicações do NIH. 2019; 17-3440c. Disponível em https://www.ninds.nih.gov/Disorders/Patient-Caregiver-Education/Understanding-Sleep [Acedido em 21 de junho de 2021].

84. Cleveland Clinic. Noções básicas sobre o sono. Biblioteca de saúde. 2020. Disponível em https://my.clevelandclinic.org/health/articles/12148-sleep-basics. [Acedido em 21 de junho de 2021].

85. Nierenberg C. REM vs Non-REM sleep: As fases do sono. Live Science. 2017. Disponível em https://www.livescience.com/59872-stages-of-sleep.html [Acedido em 21 de junho de 2021].

86. Luyster FS, Strollo PJ, Zee PC, Walsh JK. Sleep: a health imperative (Sono: um imperativo de saúde). Sleep. 2012; 35:727-734. Disponível em doi.org/10.5665/sleep.1846.

87. Cabiddu R, Cerutti S, Viardot G, Werner S, Bianchi AM. Modulação do equilíbrio simpático-vagal durante o sono: estudo no domínio da frequência da variabilidade da frequência cardíaca e da respiração. Front Physiol. 2012; 3:45. Disponível em doi: 10.3389/fphys.2012.00045.

88. Sleepscore Labs. Sobre o sono REM: características do sono REM. 2017. Disponível em https://www.sleepscore.com/blog/about-rem-sleep/#:~:text=Rapid%20eye%20movement%20sleep%2C%20also,heart%20rate%2C%20and%20muscle%20paralysis [Acedido em 22 de junho de 2021].

89.Frank MG. Sleep and plasticity in the visual cortex: more than meets the eye. Curr Opin Neurobiol. 2017;44:8-12. Disponível em doi: 10.1016/j.conb.2017.01.001.

90.Rechtschaffen A, Siegel J. Sleep and Dreaming (Sono e Sonho). In: Kandel ER, Schwartz JH, Jessell TM, Siegelbaum SA, Hudspeth AJ, Mack S. editores. Princípios da Ciência Neural, 5th ed. McGraw Hill; 2014. Disponível em: https://neurology.mhmedical.com/content.aspx?bookid=1049&sec tionid=59138683 [Acedido em 7 de março de 2022].

91.Suni E. Fases do sono. Fundação do Sono. 2020. Disponível em https://www.sleepfoundation.org/how-sleep-works/stages-of-sleep [Acedido em 21st junho, 2021].

92.Rosenwasser AM, Turek FW. Neurobiology of Circadian Rhythm Regulation (Neurobiologia da regulação do ritmo circadiano). Sleep Med Clin. 2015 Dec; 10(4):403-12. Disponível em doi: 10.1016/j.jsmc.2015.08.003.

93.Appleman K, Figueiro MG, Rea MS. O controlo dos padrões de exposição claro-escuro em vez dos horários de sono determina a fase circadiana. Sleep Med. 2013;14:456-61. Disponível em doi: 10.1016/j.sleep.2012.12.011.

94.Huang ZL, Zhang Z, Qu WM. O papel da Adenosina e dos seus receptores na regulação do sono-vigília. Editor: Akihisa Mori. Int

Rev Neurobiol. Academic Press. 2014;119:349-371. Disponível em doi: 10.1016/B978-0-12-801022-8.00014-3.

95.Deboer T. A homeostase do sono e o relógio circadiano: Será que o pacemaker circadiano e o homeostato do sono influenciam o funcionamento um do outro? Neurobiol Sleep Circadian Rhythms. 2018;5:68-77. Disponível em doi: 10.1016/j.nbscr.2018.02.003.

96.Golem DL, Martin-Biggers JT, Koenings MM, Davis KF, Byrd-Bredbenner C. Uma revisão integrativa do sono para profissionais de nutrição. Adv Nutr. 2014; 5:742-59. Disponível em doi: 10.3945/an.114.006809.

97.St-Onge MP, Mikic A, Pietrolungo CE. Efeitos da dieta na qualidade do sono, Adv Nutr. 2016; 7(5):938-949. Disponível em doi: 10.3945/an.116.012336.

98.Ohayon M, Wickwire EM, Hirshkowitz M, Albert SM, Avidan A, Daly FJ, et al. National Sleep Foundation's sleep quality recommendations: first report. Sleep Health. 2017; 3(1):6-19. Disponível em doi: 10.1016/j.sleh.2016.11.006.

99.Morgan I, Eguia F, Gelaye B, Peterline BL, Tadesse MG, Lemma S et al. Sleep disturbances and quality of life in Sub-Saharan African migraineurs. J Headache Pain. 2015;16:18. Disponível em doi: 10.1186/s10194-015-0504-x.

100. Fundação Nacional do Sono. O que é um sono de qualidade? Saúde do sono. 2019. Disponível em https://www.sleepfoundation.org [Acedido em 7 de fevereiro de 2020].

101. Williams TM, Aderanti RA. O sono como determinante do desempenho académico de estudantes universitários no Estado de Ogun, Sudoeste da Nigéria. Eur Sci J. 2014;10(13). Disponível em https://core.ac.uk/download/pdf/236412516.pdf [Acedido em 6 de junho de 2021].

102. Shittu RO, Sanni MA, Odeigah LO, Baba IA, Olarenwaju GT, Sule AG, et al. depressão e problemas de sono num contexto de prática familiar nigeriana. Int J dream Res. 2014; 7(2):113-113-120. Disponível em https://www.researchgate.net/profile/Louis-Odeigah/publication/274371393_Depression_and_sleep_problems_in_a_Nigerian_family_practice_setting/links/551c04fd0cf2909047b99e1b/Depression-and-sleep-problems-in-a-Nigerian-family-practice-setting.pdf [Acedido em 2 de junho de 2021].

103. Pramanik T, Sherpa MT, Shrestha R. Internet addiction in a group of medical students: a cross sectional study (Dependência da Internet num grupo de estudantes de medicina: um estudo transversal). Nepal Med Coll J. 2012 Mar;14(1):46-8. Disponível em https://pubmed.ncbi.nlm.nih.gov/23441494/ [Acedido em 28th junho 2021].

104. Chowdury S, Bala NN, Majumdar A, Elachouri M, Gupta BK, Mandal SC. Somnipathy (distúrbio do sono) - Uma breve revisão. The Pharma Review 2013. Disponível em https://www.researchgate.net/publication/320357295_Somnipathy_Sleep_Disorders-A_Brief_Review [Acedido em 28th junho 2021].

105. Madrid-Valero JJ, Martinez-Selva JM, do Couto BR, Sánchez-Romera JF. Efeitos da idade e do género na prevalência da má qualidade do sono na população adulta. Gac Sanit 2017; 31(1). Disponível em: doi: 10.1016/j.gaceta.2016.05.013.

106. Stranges S, Tigbe W, Gómez-Olivé FX, Thorogood M, Kandala NB. Problemas de sono: uma epidemia global emergente? Resultados do estudo INDEPTH WHO-SAGE entre mais de 40.000 adultos mais velhos de 8 países em África e na Ásia. Sleep. 2012; 35:1173-81.

107. Uhlig BL, Sand T, Odegård SS, Hagen K. Prevalência e factores associados da insónia DSM-V na Noruega: o estudo de saúde Nord-Trøndelag (HUNT 3). Sleep Med. 2014;15:708-13.

108. Awopeju OF, Oninla AO, Olowookere SA, Ogunnaike-quaye M, Ehrabor GE. Qualidade do sono, objetivo na vida e qualidade de vida relacionada com a saúde entre as pessoas que vivem com o VIH na Nigéria. J HIV/AIDS Soc Serv 2022. Disponível em DOI: 10.1080/15381501.2022.2038759.

109. Hale L, Emanuele E, James S. Recent update in the social and environmental determinants of sleep health (Atualização recente dos determinantes sociais e ambientais da saúde do sono). Current Sleep Medicine Reports. 2015; 1(4):212-217. Disponível em Doi: 10.1080/15402002.2014.974180.

110. Chambers EC, Pichardo MS, Rosenbaum E. Sleep and the Housing and Neighbourhood. Environment of Urban Latino Adults living in Low-Income Housing: The AHOME Study. Behav Sleep Med. 2014; 14(2), 169-184. Disponível em doi: 10.1080/15402002.2014.974180.

111. Kent RG, Uchino BN, Cribbet MR, Bowen K, Smith TW. Social relationships and sleep quality (Relações sociais e qualidade do sono). Ann Behav Med. 2015; 49: 912-917.

112. Tang J, Liao Y, Kelly BC, Xie L, Xiang YT, Qi C, et al. Diferenças de género e regionais na qualidade do sono e insónia: Um estudo geral de base populacional na província de Hunan, na China. Sci Rep. 2017 Mar 6; 7:43690. Disponível em doi: 10.1038/srep43690.

113. Chaput JP. Padrões de sono, qualidade da dieta e balanço energético. Physiol Behav 2014;134:86-91. Disponível em doi: 10.1016/j.physbeh.2013.09.006. [Acedido em 23 de junho de 2021].

114. Olodu MD, Adeomi AA, Murtala AB, Odedele JA, Oboreh EO. Padrões de sono, níveis de atividade física e ingestão alimentar de estudantes universitários no sudoeste da Nigéria: mudanças durante a pandemia de COVID-19. Am J Public Health Res 2021; 9(5):207-214. Disponível em: DOI: 10.12691/ajphr-9-5-4.

115. Abdussalam A, Salman MT, Gupta S, Trivedi M, Faruqi M. Má qualidade do sono e sua relação com a depressão em estudantes de medicina do primeiro ano. Adv Life Sci Technol 2013; 12:17-21. Disponível em www.iiste.org [Acedido em 16th fevereiro 2022].

116. Osaigbovo OG, Ogbolu ER, Okeahialam BN. Prevalência e padrão de distúrbios do sono entre estudantes de medicina do último ano num hospital universitário na África Subsariana. J Med Trop 2020; 22(2):86-92. Disponível em: DOI; 10.4130/jomt.jomt_37_19.

117. Nuhu FT, Yusuf AJ, Adeyemi SO, Kalu AO. Qualidade do sono entre os utentes dos cuidados primários em Kaduna, no Norte da Nigéria: um estudo de caso-controlo. Int J Psychiatry Med. 2013:46(3):291-301. Disponível em doi: 10.2190/PM.46.3.d. PMID.

118. Shurkuk CB. Efeitos da educação estruturada sobre o sono no controlo da pressão arterial entre adultos hipertensos que frequentam a Clínica Geral de Pacientes Externos do Hospital Universitário de Jos, Jos. Faculdade de Medicina Familiar. 2016.

Disponível em www.dissertation.npmcn.edu.ng [Acedido em 14 de novembro de 2020].

119. Fawale MB, Ismaila IA, Mustapha AF, Komolafe MA, Olanrewaju I. Correlatos da qualidade e da duração do sono numa amostra de mulheres nigerianas idosas residentes em meio urbano. Saúde do Sono. 2017; 3(4). Disponível em DOI: 1016/j.sleh.2017.05.008.

120. Adewole OO. Padrão de distúrbios do sono entre pacientes em uma população de prática familiar nigeriana. Ann Med Health Sci Res.2017; 7:23-31. https://www.amhsr.org/articles/pattern-of-sleep-disorders-among-patients-in-a-nigerian-family-practice-population-3815.html [Acedido em 1 de junho de 2021].

121. Aliyu I, Mohammed II, Lawal TO, Gudaji M, Garba N, Monsudi KF, et al. Assessment of sleep quality among medical doctors in a Tertiary Hospital in a semi-rural setting. J Neurosci Rural Pract. 2018;9(4):535-540. Disponível em doi: 10.4103/jnrp.jnrp_91_18.

122. Aliyu I, Ibrahim ZF, Teslim LO, Okhiwu H, Peter ID, Michael GC. Qualidade do sono entre enfermeiros num hospital terciário no noroeste da Nigéria. Niger Postgrad Med J. 2017 Jul-Set; 24(3):168-173. Disponível em doi: 10.4103/npmj.npmj_79_17.

123. Kolo ES, Ahmed AO, Hamisu A, Ajiya A, Akhiwu BI. Saúde do sono dos profissionais de saúde em Kano, Nigéria. Niger J Clin

Pract. 2017 Apr;20(4):479-483. Disponível em doi: 10.4103/1119-3077.204378.

124. Chinawa JM, Chukwu BF, Obu HA. Práticas de sono entre estudantes de medicina no Departamento de Pediatria do Hospital Universitário da Universidade da Nigéria, Ituku/Ozalla, Enugu, Nigéria. Niger J Clin Pract. 2014 Mar-Abr; 17(2):232-6. Disponível em: doi: 10.4103/1119-3077.127565.

125. Garg H. Sleep History Taking and Examination (Exame e anamnese do sono). Int J Head Neck Surg 2019; 10(1):9-17. Disponível em https://www.ijhns.com/doi/IJHNS/pdf/10.5005/jp-journals-10001-1363 [Acedido em 25 de junho de 2021].

126. Altman NG, Schopfer E, Jackson N, Izci-Balserak B, Rattanaumpawan P, Gehrman PR, et al. Sleep duration versus sleep insufficiency as predictors of cardiometabolic health outcomes. Sleep Med. 2012; 13:1261-70. Disponível em doi: 10.1016/j.sleep.2012.08.005.

127. Lewis TT, Cogburn CD, Williams DR. Self-reported experiences of discrimination and health: scientific advances, ongoing controversies, and emerging issues. Ann Rev Clin Psychol. 2015; 11: 407-440.

128. Aurora RR, Punjabi NM. Apneia obstrutiva do sono e Diabetes tipo 2. Uma associação bidirecional. Lancet Respir Med 2013; 1: 329-339. Disponível em: doi: 10.1016/S2213-2600(13)70039-0.

129. Balogun FM, Alohan AO, Orimadegun AE. Padrão de sono auto-relatado, qualidade e problemas entre adolescentes em idade escolar no sudoeste da Nigéria. Sleep Med. 2017; 30:245-250. Disponível em doi: 10.1016/j.sleep.2016.11.013.

130. Tsai SH. A história e o exame físico do paciente com sono. Sleep Med Neur. 2013. Disponível em doi: 10.1002/9781118764152.ch2.

131. Kushida CA. Sleep Medicine Clinics, Evaluation of Sleep Complaints (Clínicas de Medicina do Sono, Avaliação de Queixas do Sono). Sleep Med Clin. 2014; 9(4):463-590. Disponível em https://www.sciencedirect.com/journal/sleep-medicine-clinics/vol/9/issue/4 [Acedido em 25 de junho de 2021].

132. Ibáñez V, Silva J, Cauli O. Um inquérito sobre métodos de avaliação do sono. Sleep Med 2018; 6: e4849. Disponível em doi: 10.1016/j.sleep.2017.08.026.

133. Kayabekir M. Fisiologia do Sono e Polissonografia, Fisiopatologia e Sintomatologia em Medicina do Sono [Online], IntechOpen. 2019. DOI: 10.5772/intechopen.82754. Disponível em: https://www.intechopen.com/online-first/sleep-physiology-and-

polysomnogram-physiopathology-and-symptomatology-in-sleep-medicine [Acedido em 19 de junho de 2021].

134. Chokroverty S. Sleep deprivation and sleepiness (Privação do sono e sonolência). In: Chokroverty S, editor. Sleep disorders medicine: Basic science, technical considerations and clinical aspects, 3rd ed., Philadelphia. Philadelphia: Elsevier/Butterworth; 2009. Disponível em https://books.google.co.uk/books?id=rkYdsPQPtUAC [Acedido em 6 de junho de 2021].

135. Buysse DJ, Reynolds CF, Monk TH, Berman SR, Kupfer DJ. The Pittsburg Sleep Quality Index: um novo instrumento para a prática e investigação psiquiátrica. Psych Res 1989; 28(2):193-213. Disponível em DOI: 10.1016/0165-1781(89)90047-4.

136. Manzar M, BaHammam AS, Hameed UA, Spence DW, Pandi-Perumal SR, Moscovitch A, et al. Dimensionalidade do Índice de Qualidade do Sono de Pittsburgh: uma revisão sistemática. Resultados de saúde e qualidade de vida 2018; 16: 89. Disponível em doi: 10.1186/s12955-018-0915-x.

137. Ogunsemi OO, Afe TO, Oyelekan AA, Ale A, Osalusi BS, Tessie S. Qualidade do sono e morbidade psicológica entre médicos no sudoeste da Nigéria. Res J Health Sci 2019; 7(2):169-175. Disponível em: DOI: 10.4314/rejhs.v7i2.12.

138. Landry GJ, Best JR, Liu-Ambrose T. Measuring sleep quality in older adults: a comparison using subjective and objective methods. Front Aging Neurosci. 2015; 7: 166. Disponível em doi: 10.3389/fnagi.2015.00166.

139. Pchelina PV, Tabidze AA, Poluekotov MG. A Comparative study of the efficacy of cognitive behavioral therapy and zopiclone in chronic insomnia (Estudo comparativo da eficácia da terapia cognitivo-comportamental e da zopiclona na insónia crónica). Neurosci Behav Physi. 2019; 49:38-44. Disponível em doi: 10.1007/s11055-018-0688-z.

140. O'Sullivan M, Rahim M, Hall C. The prevalence and management of poor sleep quality in a secondary care mental health population (A prevalência e a gestão da má qualidade do sono numa população de cuidados secundários de saúde mental). J Clin Sleep Med. 2015 Jan 15; 11(2):111-6. Disponível em doi: 10.5664/jcsm.4452.

141. Kanji S, Mera A, Hutton B, Burry L, Rosenberg E, MacDonald E et al. Pharmacological interventions to improve sleep in hospitalized adults: a systematic review. BMJ. 2014; 6:7. Disponível em https://bmjopen.bmj.com/content/6/7/eo12108 [Acedido em 27th outubro 2020].

142. MacLeod S, Musich S, Kraemer S, Wicker E. Practical non-pharmacological intervention approaches for sleep problems among

older adults. Geriatric Nursing. 2018; 36(5):506-512. Disponível em: doi: 10.1016/j.gerinurse.2018.02.002.

143. Moses V, Musa B, Aisha M, Yunusa U. Cognitive Behaviour and Relaxation Techniques: a comparative study among university students in Nigeria with primary insomnia. ACRI [Internet]. 2018;13(3):1-11. Disponível em doi: 10.9734/ACRI/2018/40209.

144. Lee JY, Park HY, Jung D, Moon M, Keam B, Hahm BJ. Effect of brief psychoeducation using a tablet PC on distress and quality of life in cancer patients undergoing chemotherapy: a pilot study. Psychooncology. 2014;23(8):928-35. Disponível em DOI: 10.1002/pon.3503.

145. Phillips AC. Perceived Stress (stress percebido). Enciclopédia de Medicina Comportamental. New York: Springer 2013; 1453-4.

146. Lemma S, Gelaye B, Berhane Y, Worku A, Williams MA. Qualidade do sono e seus correlatos psicológicos entre estudantes universitários na Etiópia: um estudo transversal. BMC Psychiatry 2012; 237. Disponível em: doi: 10.1186/1471-244X-12-237.

147. Oku AO, Owoaje ET, Oku OO, Ikpeme BM. Prevalência de stress, factores de stress e estratégias de coping entre estudantes de medicina numa escola de medicina nigeriana. Afr J Med Health Sci [serial online] 2015; 14:29-34. Disponível em:

http://www.ajmhs.org/text.asp?2015/14/1/29/153384 [Acedido em 2 de junho de 2021].

148. Arora A, Kannan S, Gowri S, Choudhary S, Sudarasanan S, Khosla PP. Abuso de substâncias entre os estudantes licenciados em medicina num país em desenvolvimento.Indian J Med Res.2016 Jan;143(1):101-103.Available from doi: 10.4103/0971-5916.178617.

149. Eduviere AT, Omogbiya AI, Otomewo LO, Otovwe A. Efeito percebido do consumo de produtos contendo cafeína no sono noturno e no funcionamento diurno entre estudantes de uma instituição terciária privada no sul da Nigéria. Ibom Med J 2021; 14(3):385-399. Disponível em: www.ibommedicaljournal.org. [Acedido em 4th março 2022].

150. Liu MT. Terapias actuais e emergentes para a insónia. AJMC. 2020;26:4. Disponível em: https://www.ajmc.com/view/current-and-emerging-therapies-for-insomnia [Acedido em 26 de junho de 2021].

151. Qaseem A, Kansagara D, Forciea MA, Cooke M, Denberg TD. Comité de Directrizes Clínicas do Colégio Americano de Médicos. Gestão da perturbação de insónia crónica em adultos: uma diretriz de prática clínica do American College of Physicians.Ann Intern

Med. 2016;165(2):125-133. Disponível em: doi: 10.7326/M15-2175.

152. Ayabe N, Okajima I, Nakajima S, Inoue Y, Watanabe N, Yamadera W, et al. Eficácia da terapia cognitivo-comportamental para a insónia crónica resistente à farmacoterapia: um ensaio controlado aleatório multicêntrico no Japão. Sleep Med. 2018; 50:105-112. Disponível em: doi: 10.1016/j.sleep.2018.05.038.

153. Anyamene A, Nwokolo C, Madegbuna U. ESJ. 2015; 11(11):1857-7881. Disponível em https://eujournal.org/index.php/esj/article/download/5444/5233/0 [Acedido em 31st maio, 2021].

154. Bhattacharjee D, Rai AK, Singh NK, Kumar P, Munda SK, Das B. Psychoeducation: a measure to strengthen psychiatric treatment. Delhi Psy J. Disponível em https://www.researchgate.net/profile/Pradeep-Kumar-168/publication/256090741_Psychoeducation_A_Measure_to_Str engthen_Psychiatric_Treatment/links/5d3fdf2a299bf1995b56179b /Psychoeducation-A-Measure-to-Strengthen-Psychiatric-Treatment.pdf [Acedido em 8 de junho de 2021].

155. Lukens E. Psicoeducação. In: Oxford Bibliographies. 2015. Disponível em: doi: 10.1093/obo/9780195389678-0224.

156. Lakshmi MG. Impacto da psicoeducação sobre o estigma e a qualidade de vida em pessoas que vivem com HIV/SIDA. Shodhganga 2014. Disponível em: http://hdl.handle.net/10603/72615 [Acedido em 31 de maio de 2021].

157. Carey ME, Barnett J, Doherty Y, Barnard K, Daly H, French P, et al. Reduzindo o ganho de peso em pessoas com esquizofrenia, transtorno esquizoafetivo e primeiro episódio de psicose: descrevendo o processo de desenvolvimento da intervenção STructured lifestyle Education for People With SchizophrEnia (STEPWISE). Pilot Feasibility Stud 2018; 4:186. Disponível em doi: 10.1186/s40814-018-0378-1.

158. Bakiono F, Ouedraogo L, Sanou M, Samadoulougou S, Guiguemde PW, Samadoulougou FK, et al. Quality of life in people living with HIV: a cross sectional study in Ouagadougou, Burkina Faso. Springerplus. 2014;3:372. . Disponível em doi: 10.1186/2193-1801-3-372.

159. Kloss JD, Nash CO, Walsh CW, Culnan E, Horsey S, Sexton-Radek K. Um programa "Sleep 101" para estudantes universitários melhora o conhecimento sobre higiene do sono e reduz as crenças desadaptativas sobre o sono, Behav Med. 2016;42:1, 48-56. Disponível em DOI: 10.1080/08964289.2014.969186.

160. Hazra A, Gogtay N. Módulo 5 da série Bioestatística: Determinação do tamanho da amostra. Indian J Dermatol 2016;61:496-504. Disponível em DOI: 10.4103/0019-5154.173988.

161. Araoye MO. Recolha de dados. In: Metodologia de investigação com estatística para a saúde e as ciências sociais. Nathadex publishers, saw-mills, Ilorin. 2nd ed. 2008; 130-159.

162. Akpunne BC, Akinnawo EO. Validação da Smartphone Addiction Scale-Short Version em estudantes universitários nigerianos. Int J Comput Sci Mob Computing. 2018; 7(11):136-141.2018. Disponível em: www.ijcsmc.com. [Acedido em 19 de julho de 2021].

163. Centro de Controlo e Prevenção de Doenças. Sobre o IMC dos adultos. 2020. Disponível em: https://www.cdc.gov/healthyweight/assessing/bmi/adult_bmi/index.html [Acedido em 19th julho 2021].

164. Obi AI, Omoregie MO, Onoriose BO. Prevalência e determinantes da dependência de smartphones entre estudantes de graduação numa instituição de ensino superior, Nigéria. Nig J Med Dent Educ 2020; 2(2):61- 72.

165. Ibrahim NA, Kura MK, Dasuki SI, Alkali AM. Uso problemático da Internet e resultados de saúde: o autocontrole do traço é

importante? Int J Manag Stud 2020; 27(2):77-96. Disponível em: doi: 10.32890/ijms.27.2.2020.10569.

166. Ayandele O, Popoola O, Obosi A, Busari, A. Depressão, Ansiedade e Dependência de Smartphones entre os Jovens do Sudoeste da Nigéria. Covenant Int J Psychol 2019; *4*(2). Disponível em https://journals.covenantuniversity.edu.ng/index.php/cijp/article/view/1868 [Acedido em 26 de fevereiro de 2021].

167. Olawade DB, Olorunfemi OJ, Wada OZ, Afolalu TD, Enahoro MA. Dependência da Internet entre estudantes universitários durante o confinamento da Covid-19: Estudo de caso de instituições na Nigéria. JEHD 2020; 9(4):165-173. Disponível em DOI: 10.15640/jehd.v9n4a17.

168. Oche OM, Gana GJ, Yahaya M, Khalid I, Ladan M, Sambo A. Prevalência e efeito das redes sociais no sono entre estudantes de instituições superiores na metrópole de Sokoto, Estado de Sokoto, Nigéria. Ann Med Health Sci Res 2019; 9:729-735.

169. Esan O, Fela-Thomas A. The significance of sleep quality in euthymic bipolar patients from Nigeria (A importância da qualidade do sono em doentes bipolares eutímicos da Nigéria). S Afr J Psychiatr 2022; 28(0):a1739. Disponível em DOI: 10.4102/sajpsychiatry.v2810.1739.

170. Edinyang SD, Effiom VN, Effiom JE, Ushie D, Adams AO. Qualidade do sono e desempenho académico de estudantes do ensino básico superior em estudos sociais no Estado de Cross River, Nigéria. Mediterr J Soc Sci 2020; 11(3):43-52. Disponível em: DOI; 10.36941/mjss-2020-0028.

171. Agu AU, Esom EA, Chime SC, Anyaeji PS, Anyanwu GE, Obikili EN. Impacto dos padrões de sono no desempenho académico dos estudantes de medicina da Faculdade de Medicina da Universidade da Nigéria. Int J Med Health Dev 2021; 26:31-36. Disponível em DOI: 10.4103/ijmh.IJMH_32_20.

172. Chong Z. As raparigas correm maior risco de se tornarem viciadas em telemóveis, diz o relatório. CNET 2018. Disponível em https://www.cnet.com/tech/mobile/girls-are-at-higher-risk-to-become-phone-addicts-report-says/ [Acedido em 13th maio 2022].

173. Orji ML, Anyanwu OU, Ibekwe R, Onyire NB. Higiene do sono das crianças em Abakiliki, Estado de Ebonyi, Sudeste da Nigéria. Sahel Med J 2017: 20:98-101.

174. Adeniyi W. Características psicodemográficas como preditores do vício em smartphones entre estudantes de graduação da Universidade Obafemi Awolowo, Ile-Ife, Nigéria. J Res Psychol 2021; 3(1):68-87. Disponível em: doi: 10.31580/jrp.v3i1.1976.

175. Akpunne BC, Akinnawo EO, Alakija OA, Kumuyi DO. Propriedades psicométricas do teste de dependência da Internet de Young na Nigéria. Int J High Risk Behav Addict 2020; 9(4):e91968. Disponível em: doi: 10.5812/ijhrba.91968.

APÊNDICE I

Ficha de informação do participante.

Sou o Dr. Otuyemi E.C., um Conservador Sénior do Departamento de Medicina Familiar do Hospital Universitário de Bingham, Jos, Estado de Plateau. Agradeceria a sua disponibilidade para participar no estudo que estou a realizar, que se insere no cumprimento parcial do exame de Fellowship da Faculdade de Medicina Familiar do National Postgraduate Medical College da Nigéria. Se decidir participar no estudo, ser-lhe-á pedido que assine um formulário de consentimento.

Objetivo do estudo: O estudo está a ser realizado para avaliar o efeito da psicoeducação na qualidade do sono entre estudantes de medicina clínica com PSU entre estudantes de medicina clínica universitária na Universidade de Bingham. É meu desejo que os resultados deste estudo sensibilizem as partes interessadas para os desafios dos estudantes de medicina e dos profissionais de saúde em geral e os informem sobre a melhor forma de cuidarem de si próprios.

Procedimento de estudo: terá de responder a algumas perguntas.

Riscos: Não existe qualquer risco a que esteja exposto.

Benefícios: Qualquer descoberta será comunicada ao utilizador.

Custo para si: Não terá de pagar nada: apenas efectuará os seus exames de rotina.

Confidencialidade: Todas as informações fornecidas pelo utilizador serão mantidas confidenciais.

Problemas ou perguntas: Se tiver alguma questão relacionada com a sua participação ou intenção de participar neste estudo, não hesite em contactar-me da seguinte forma:

Nome do Investigador: Dr. Otuyemi E. C

Endereço: Departamento de Medicina Familiar, BHUTH, Jos

Número de telefone: 07013253258

Endereço de correio eletrónico: estherotuyemi15@gmail.com

BHUTH Rec : NHREC/21/05/2005/00715

APÊNDICE II

FORMULÁRIO DE CONSENTIMENTO

Eu, Sr./Sra./Sra...of......................................,
dou o meu consentimento voluntário para participar neste trabalho de investigação depois de ter compreendido o conceito e o procedimento do estudo. Foi-me assegurado que todas as informações fornecidas serão mantidas confidenciais. Compreendo também que posso retirar-me do estudo em qualquer altura que desejar.

O conteúdo do presente formulário de consentimento foi-me explicado numa língua que compreendo.

Nome:.................................Signed...........Date...............

      Assunto

Nome:.................................Signed...........Date:...............

      Testemunha.

APÊNDICE III

QUESTIONÁRIO DA ESCALA DE DEPENDÊNCIA DE

SMARTPHONES - VERSÃO CURTA

Desenvolvido por Kwon et al.[2]

NÚMERO DE SÉRIE................   NÚMERO DE

TELEFONE................

Seguem-se algumas perguntas sobre a utilização que faz dos seus telemóveis. Por favor, indique a resposta mais adequada que se aplica a si.

IDADE _______ SEXO _____

   1. Faltar ao trabalho planeado devido à utilização do smartphone

(a) Discordo totalmente [] (b) Discordo [] (c) Discordo ligeiramente []

(d) Concordo ligeiramente [] (e) Concordo [] (f) Concordo totalmente

[].

   2. Ter dificuldade em concentrar-se nas aulas, na realização de trabalhos ou no trabalho devido à utilização do telemóvel

(a) Discordo totalmente [] (b) Discordo [] (c) Discordo ligeiramente []

(d) Concordo ligeiramente [] (e) Concordo [] (f) Concordo totalmente

[].

   3. Sentir dores nos pulsos ou na parte de trás do pescoço ao utilizar um telemóvel inteligente

(a) Discordo totalmente [] (b) Discordo [] (c) Discordo ligeiramente []
(d) Concordo ligeiramente [] (e) Concordo [] (f) Concordo totalmente
[].

4. Não suportaria não ter um smartphone(a) Discordo totalmente [] (b) Discordo [] (c) Discordo ligeiramente [] (d) Concordo ligeiramente [] (e) Concordo [] (f) Concordo totalmente [].

5. Sinto-me impaciente e irritado quando não tenho o meu telemóvel na mão (a) Discordo totalmente [] (b) Discordo [] (c) Discordo ligeiramente [] (d) Concordo ligeiramente [] (e) Concordo [] (f) Concordo totalmente [].

6. Ter o meu telemóvel na minha mente mesmo quando não o estou a utilizar(a) Discordo totalmente [] (b) Discordo [] (c) Discordo ligeiramente [] (d) Concordo ligeiramente [] (e) Concordo [] (f) Concordo totalmente [].

7. Nunca deixarei de usar o meu telemóvel inteligente, mesmo quando a minha vida quotidiana já é muito afetada por ele (a) Discordo totalmente [] (b) Discordo [] (c) Discordo ligeiramente [] (d) Concordo ligeiramente [] (e) Concordo [] (f) Concordo totalmente [].

8. Verificar constantemente o meu telemóvel para não perder conversas entre outras pessoas no Twitter ou no Facebook (a) Discordo totalmente [] (b) Discordo [] (c) Discordo ligeiramente []

(d) Concordo ligeiramente [] (e) Concordo [] (f) Concordo totalmente [].

9. Utilizar o meu telemóvel inteligente mais tempo do que pretendia (a) Discordo totalmente [] (b) Discordo [] (c) Discordo ligeiramente [] (d) Concordo ligeiramente (e) Concordo [] (f) Concordo totalmente [].

10. As pessoas que me rodeiam dizem-me que utilizo demasiado o meu telemóvel (a) Discordo totalmente [] (b) Discordo [] (c) Discordo ligeiramente [] (d) Concordo ligeiramente [] (e) Concordo [] (f) Concordo totalmente [].

APÊNDICE IV

NÚMERO DE SÉRIE............... NÚMERO DE TELEFONE................

Peso ....kg Altura ....cm Índice de Massa Corporal ....kg/m^2

Durante o mês passado, tomou alguma das seguintes substâncias (a) café [ ] (b) álcool [ ](c) tabaco [ ] (d) outras substâncias de abuso (especificar)..................... (e) Nenhuma [ ]

ÍNDICE DE QUALIDADE DO SONO DE PITTSBURGH (PSQI).

Desenvolvido por Buysse et al.[26]

Instruções: As perguntas seguintes referem-se apenas aos seus hábitos de sono habituais durante o último mês. As suas respostas devem indicar a resposta mais correcta para a maioria dos dias e noites do último mês. Por favor, responda a todas as perguntas.

1. Durante o mês passado, a que horas se deitou habitualmente à noite?___________________

2. Durante o último mês, quanto tempo (em minutos) demorou normalmente a adormecer todas as noites? ___________

3. Durante o último mês, a que horas se levantou habitualmente de manhã? ___________

4.   Durante o mês passado, quantas horas de sono efetivo teve durante a noite? (Isto pode ser diferente do número de horas que passou na cama.)

____

5. Durante o mês passado, com que frequência teve dificuldade em dormir porque...	Não durante o mês passado	Menos de uma vez por semana	Uma ou duas vezes por semana	Três ou mais vezes por semana
a. Não consegue adormecer em 30 minutos				
b. Acordar a meio da noite ou de manhã cedo				
c. Ter de se levantar para ir à casa de banho				
d. Não consegue respirar confortavelmente				

e. tossir ou ressonar alto				
f. Sentir demasiado frio				
g. Sentir demasiado calor				
h. Ter sonhos maus				
i. Ter dores				
j. Outro(s) motivo(s), por favor, descreva:				
	Muito bom	Razoavelmente bom	Bastante mau	Muito mau
6. Durante o mês passado, como classificaria a qualidade do seu sono em geral?				
	Não durante o mês passado	Menos de uma vez por semana	Uma ou duas vezes por semana	Três ou mais vezes por semana

7. Durante o mês passado, com que frequência tomou medicamentos para o ajudar a dormir (receitados ou de venda livre)?				
8. Durante o mês passado, com que frequência teve dificuldade em manter-se acordado enquanto conduzia, tomava refeições ou participava numa atividade social?				
	Não há problema nenhum	Apenas um problema muito ligeiro	Um pouco problemático	Um problema muito grande
9. Durante o último mês, qual foi o seu problema em manter o entusiasmo				

suficiente para fazer as coisas?				
	Sem parceiro de cama ou companheiro de quarto	Parceiro/colega de quarto no outro quarto.	Parceiro no mesmo quarto mas não na mesma cama	Parceiro na mesma cama
10. Tem um parceiro de cama ou companheiro de quarto?				
	Não durante o mês passado	Menos de uma vez por semana	Uma ou duas vezes por semana	Três ou mais vezes por semana
Se tem um(a) companheiro(a) de quarto ou de cama, com que frequência é que ele(a), no último mês, diz que tem tinha:				

a. Ressonar alto				
b. Pausas longas entre as respirações durante o sono				
c. As pernas contorcem-se ou abanam enquanto dorme				
d. Episódios de desorientação ou confusão durante o sono				
e. Outra inquietação durante o sono; por favor, descreva				

APÊNDICE V

APROVAÇÃO ÉTICA

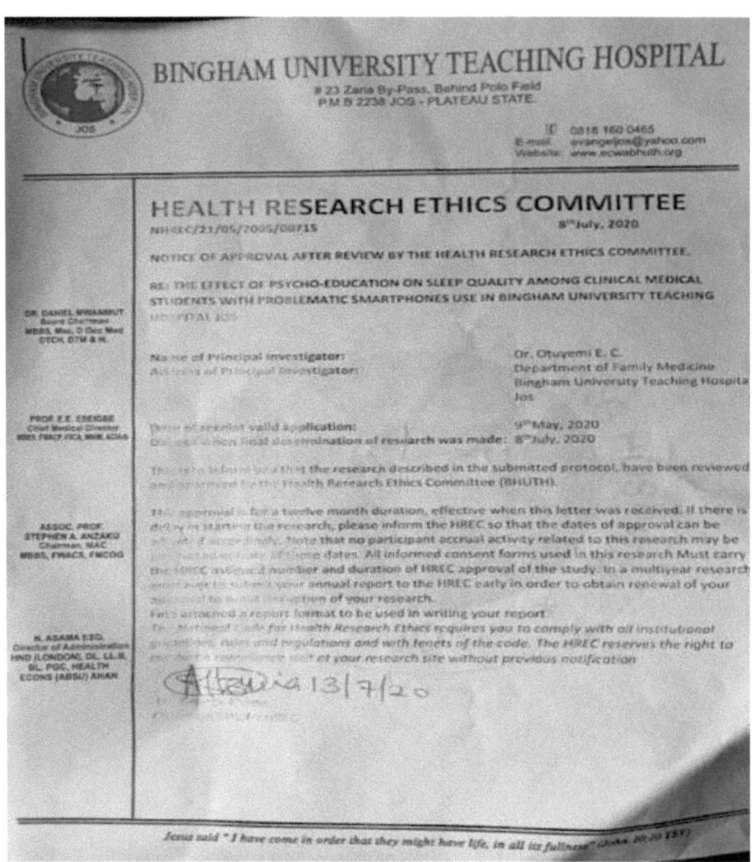

BINGHAM UNIVERSITY TEACHING HOSPITAL

23 Zaria By-Pass, Behind Polo Field
P M B 2238 JOS - PLATEAU STATE.

0818 160 0465
E-mail: evangeljos@yahoo.com
Website: www.ecwabhuth.org

HEALTH RESEARCH ETHICS COMMITTEE

NHREC/21/05/2005/00715

8th July, 2020

NOTICE OF APPROVAL AFTER REVIEW BY THE HEALTH RESEARCH ETHICS COMMITTEE.

RE: THE EFFECT OF PSYCHO-EDUCATION ON SLEEP QUALITY AMONG CLINICAL MEDICAL STUDENTS WITH PROBLEMATIC SMARTPHONES USE IN BINGHAM UNIVERSITY TEACHING HOSPITAL JOS

Name of Principal Investigator:
Address of Principal Investigator:

Dr. Otuyemi E. C.
Department of Family Medicine
Bingham University Teaching Hospital
Jos

Date of receipt valid application: 9th May, 2020
Date when final determination of research was made: 8th July, 2020

This is to inform you that the research described in the submitted protocol, have been reviewed and approved by the Health Research Ethics Committee (BHUTH).

This approval is for a twelve month duration, effective when this letter was received. If there is delay in starting the research, please inform the HREC so that the dates of approval can be adjusted accordingly. Note that no participant accrual activity related to this research may be conducted outside of these dates. All informed consent forms used in this research Must carry the HREC assigned number and duration of HREC approval of the study. In a multiyear research you are to submit your annual report to the HREC early in order to obtain renewal of your approval to avoid disruption of your research.

Find attached a report format to be used in writing your report.

The National Code for Health Research Ethics requires you to comply with all institutional guidelines, rules and regulations and with tenets of the code. The HREC reserves the right to conduct a compliance visit at your research site without previous notification.

13/7/20

DR. DANIEL MWANMUT
Board Chairman
MBBS, Msc, D Occ Med
DTCH, DTM & H.

PROF. E.E. ESEIGBE
Chief Medical Director
MBBS, FWACP, FICA, MNIE, ACIAS

ASSOC. PROF.
STEPHEN A. ANZAKU
Chairman, MAC
MBBS, FWACS, FMCOG

N. ASAMA ESQ.
Director of Administration
HND (LONDON), DL, LL.B,
BL, PGC, HEALTH
ECONS (ABSU) AHAN

Jesus said " I have come in order that they might have life, in all its fullness" John 10:10 (TLV)

184

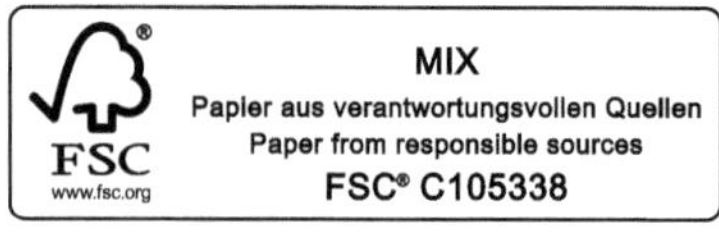

Printed by Books on Demand GmbH, Norderstedt / Germany